COLECCIÓN SALUD

COLECCIONES

Ejecutiva
Superación personal
Salud y belleza
Familia
Literatura infantil y juvenil
Con los pelos de punta
Pequeños valientes
¡Que la fuerza te acompañe!
Juegos y acertijos
Manualidades
Cultural
Espiritual
Medicina alternativa
Computación
Didáctica
New age
Esoterismo
Humorismo
Interés general
Compendios de bolsillo
Aura
Cocina
Tecniciencia
Visual
Arkano
Extassy

Dr. Abel Cruz

Salud con sábila

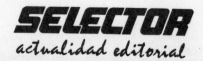

SELECTOR
actualidad editorial

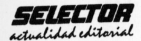
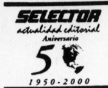

Doctor Erazo 120
Colonia Doctores
México 06720, D.F.

Tel. 55 88 72 72
Fax: 57 61 57 16

SALUD CON SÁBILA

Fotografía y diseño de portada: Raúl González

Copyright © 2000, Selector S.A. de C.V.
Derechos de edición reservados para el mundo

ISBN: 970-643-271-X

Primera edición: Junio de 2000

Salud con sábila
Tipografía: *Sigma Editores*
Negativos: *Formación Gráfica, S.A. de C.V.*
Impresión portada*: Qgraphics S.A. de C.V.*
Esta edición se imprimió en junio de 2000,
en *Impresión Arte*, Oriente 182 #387,
México, 03510, D.F.

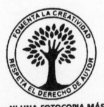

NI UNA FOTOCOPIA MÁS

Características tipográficas aseguradas conforme a la ley.
Prohibida la reproducción parcial o total de la obra
sin autorizacción de los editores.
Impreso y encuadernado en México.
Printed and bound in Mexico.

Contenido

Introducción

Pocas han sido las plantas que han recibido tantas atenciones, distinciones, virtudes y efectos prodigiosos en todos los niveles como la sábila. Encontramos esta bendita planta desde los sitios más lujosos hasta los más paupérrimos, la utilización misma de esta planta rebasa los límites de la imaginación, pues es parte común a muchos medicamentos, cosméticos, alimentos, remedios naturales, bebidas, magia y otras aplicaciones que sería muy largo mencionar. Es así como muchas plantas a lo largo del tiempo han tenido tantas menciones pero ninguna como lo es el caso de ésta, pues la encontramos en la *Biblia*, en el papiro de Ebers y en todos los tratados de herbolaria antiguos o recientes, y cada vez que se estudia en alguna circunstancia se descubre que la aplicación de sus principios activos se va volviendo cada vez más y más extensa.

En la actualidad, el cultivo de la sábila con fines comerciales se ha vuelto algo tan cotidiano que en cualquier lugar la podemos encontrar, además de diferentes presentaciones por sus múltiples coloridos, situación por la que muchos se confunden, tanto en su elección como en los lugares en los que la consiguen. Las dos variedades más importantes son el *Aloe vera* para nuestro continente y la nativa de África llamada Lirio del desierto, planta de la inmortalidad, planta de las medicinas; pero sin lugar a dudas las dos especies más importantes por su fácil adquisición son *Aloe barbadensis* y el *Aloe ferox*.

Así, en mi trayectoria profesional, he visto resultados espectaculares con el empleo de la sábila, sobre todo en pacientes diabéticos, los cuales, asociados a una alimentación sana y el control de su enfermedad, han sido verdaderamente maravillosos los resultados, por otra parte en pacientes con heridas que han sido multitratadas con la aplicación de esta planta, han encontrado una forma distinta de tratamiento y, en muchos, muchos casos de diversas enfermedades que han sido tratadas adecuadamente con la sábila han mejorado enormemente, así que su empleo siempre será tema a discutir.

En estudios experimentales, en fuentes de gobierno, de diferentes partes del mundo el empleo de la sábila ha sido documentado, basta mencionar a la NASA, en los Estados Unidos, que la ha utilizado como elemento importante para disminuir los efectos negativos del PVC, la fibra de vidrio, los barnices, las radiaciones, el plomo de la pintura, etc., que son contaminadores que predisponen al ser humano a padecer enfermedades cronicodegenerativas como el cáncer, la diabetes y muchas otras más.

Otras naciones como Rusia, se han adentrado más descubriendo que por sus contenidos la sábila mejora enormemente el sistema inmunológico, volviendo más resistente el organismo a cualquier agresión, por lo que en cada uno de estos países del mundo la sábila ha sido considerada como una de las plantas multiusadas para diferentes aplicaciones, y de eso usted es testigo diariamente, ya que en cualquier lugar en que se encuentre descubrirá la aplicación de la sábila o aloe en diferentes productos tales como los rastrillos para afeitar que hacen contacto con la piel procurando que el rasurado no irrite la piel y que proporcione limpieza, dentro de la cosmetología las propiedades de la sábila se encuentran haciendo que los efectos del cosmético no sean tan agresivos con la piel y dando la tersura y la vitalidad, así como acelerando la recuperación de la salud. Los champús con sábila, para diferentes tipos de padecimientos del cabello, hacen que éste deje de caerse, sea más sano, limpio y libre de elementos contaminantes que actualmente deslucen esta parte importantísima de nuestro cuerpo.

Esta planta está compuesta de muchos elementos naturales como antraquinonas, vitaminas, minerales, mono y polisacaridos (azúcares), aminoácidos (formadores de proteínas), enzimas, taninos, esteroides, agentes antisépticos, ácidos grasos antinflamatorios y muchos otros elementos que hacen ver en su composición precisamente el porqué de sus efectos, pero lo más importante es que a pesar de que se conoce su composición química hay muchos efectos de la sábila que siguen siendo un misterio, y que en la actualidad son cuidadosamente investigados, pues causa asombro que todos sus componentes al ser utilizados de manera individual no tiene el mismo efecto que cuando están en conjunto en la sábila.

Así también, como veremos en el transcurso de la lectura de este libro, encontraremos sus indicaciones en enfermedades como: artritis, heridas, fiebre reumática, gastritis, colitis, estreñimiento, obesidad, enfermedades pulmonares, diabetes, presión alta, enfermedades de la coagulación, enfermedades renales y muchas otras más, que en su momento trataremos, pero lo que sí debo dejar en claro es que la utilización de la sábila en muchas enfermedades es de primer nivel, y que su utilización no tiene efectos secundarios, por lo cual se puede utilizar de manera libre y sus efectos serán los que se buscan.

En mi práctica profesional la he utilizado directamente sobre heridas, previo lavado con agua, aplicando la gelatina con miel, además he encontrado una cicatrización efectiva, pero sobre todo mejorando la coloración de la piel, también la he utilizado como bebida energizante con resultados óptimos, ya que yo la he probado y me he sentido más ágil mentalmente y sobre todo con una resistencia física sobre lo normal.

Sin embargo, pese a todo lo anterior como casi todos los remedios naturales, ésta ha sufrido una infinidad de rechazos; pero actualmente es aceptada por el gremio médico conocedor de las virtudes terapéuticas de la sábila, incluyendo principalmente a los dentistas, quienes recomiendan pastas dentífricas que desinflaman, que son antisépticas y que sobre todo protegen los dientes y las encías de un deterioro mayor, incluso el natural por la edad y el de los alimentos ricos en azucares que los destruyen, así que en este libro usted encontrará diversas formas de utilizar la sábila.

La cosmetología es un campo verdaderamente sensacional, pues utiliza como base la sábila para muchas esencias, pero sobre todo mascarillas que protegen de manera efectiva la piel y harán que ésta se vea y se sienta mucho más juvenil y tersa de lo que debería de tener por el deterioro propio de la edad y por la pésima alimentación a la que desgraciadamente estamos acostumbrados y que redunda en perjuicio de nuestra salud; también la encontramos como parte fundamental de champús que van a darle salud y brillo a nuestro pelo y sobre todo van a ejercer su poder medicinal eliminado secreciones de grasas y otros elementos que van a disminuir la nutrición y la circulación de nuestro pelo y cuero cabelludo, lo que hará que no lo perdamos prematuramente, así que vamos a utilizar de manera sana los efectos maravillosos de la sábila.

Un renglón aparte merece el empleo de jabones de sábila, pues éstos, por los efectos de la sábila, hacen que infecciones y dermatitis que frecuentemente nos asolan, sobre todo al exponernos al sol y al no tener una alimentación adecuada, al consumir medicamentos y alimentos chatarra hace que los rayos solares afecten, principalmente, la piel de nuestra cara produciendo las famosa manchas que tantos problemas nos causan; el jabón de sábila nos brinda la oportunidad de ejercer un efecto limpiador y depurador a nuestro cutis previniendo la aparición de arrugas prematuras y sobre todo dándole la tersura a la que estamos acostumbrados a soñar, datos como el anterior los va a encontrar en la lectura de este libro.

Podríamos hablar de las virtudes de la sábila, y para eso existe vasta información en todos los países del mundo, pero creo que lo más importante es hacer una información más sencilla que nos oriente sobre cuáles son las principales aplicaciones, fáciles de llevar a cabo, que nos permitan aprovechar con toda la facilidad del mundo las virtudes de esta maravillosa planta, eso es precisamente lo que vamos a realizar en este pequeño manual, porque usted va encontrar una forma sencilla de aprovechar sus propiedades nutricionales, cosmológicas y terapéuticas que le permitan alcanzar la meta que usted quiere, una salud perfecta.

Un tema aparte merece la utilización de la sábila con fines mágicos, aquí quizá sea un tema bastante discutido, ya que en casi todos los libros de magia y esoterismo vamos a encontrar mencionada abundantemente la utilización de la sábila, pues se ha visto que la utilización de la misma ha dado resultados sorprendentes. En muchas ocasiones las personas que la han utilizado y que han encontrado que son efectivos los remedios no lo dicen pues todavía persiste el miedo o la vergüenza de reconocer que utilizamos diversos objetos para atraer la suerte o en su defecto simplemente para hacer que nuestro entorno mejore; así la sábila es un elemento maravilloso que es el mejor recurso de esoterismo para recobrar nuestra salud.

Muchas personas importantes y la gente común como usted y como yo, siempre traemos algo que nos proteja, que nos ayude y que nos dé suerte en nuestro diario vivir, pero pocos lo decimos y sólo por citar un ejemplo, si usted se encuentra en cualquier lugar, por lujoso que sea va a ver que utilizan una sábila, ajos, flores de colores contrastantes, esencias especiales de perfumes o muchas pociones que les den virtud, salud, dinero o amor (precisamente ése es uno de los efectos principales de esta planta maravillosa), que si usted la emplea de manera adecuada verá que su suerte cambiará, así entonces en este libro incluimos solamente algunas recetas de esoterismo de las miles que hoy emplean la sábila como fuente de protección y suerte.

Utilícela y verá que es cierto lo que menciona-mos, pero recuerde que esto no le servirá de nada si usted no cambia su mentalidad, sus hábitos hi-giénicos, alimenticios y económicos. También es importante el decir que la utilización de la sábila le permitirá ir limpiando su cuerpo de las emana-ciones negativas que diario producimos. Nuestros miedos, rencores y preocupaciones hacen que nues-tro cuerpo produzca secreciones que van cambiando la energía de nuestra piel, encarcelándola en una coraza de negatividad que desgraciadamente atrae lo malo y que por desgracia es un imán que tarde o temprano se hará sentir en contra nuestra, yo lo he experimentado en carne propia, pues cuando más enojado, preocupado y agresivo estoy más cosas malas me suceden. Cuando se cambia esa coraza de negatividad, nos volvemos más recepto-res a lo bueno, y en esto la utilización de la sábila tiene un mundo de utilidad; en líneas posteriores encontrará formas sencillas para cambiar ese as-pecto negativo que le trae mala suerte, enfermeda-des y agravios por una forma más sencilla de ser que le cambiará por completo por dentro y por fuera, sea capaz de experimentar ese cambio, aso-ciado a una mentalidad y espiritualidad positiva que brinde una salud y bienestar incomparable,

utilizando los tres fundamentos de la vida: la salud,
la espiritualidad y la fe.

Esa espiritualidad abrazada de manera apasio-
nada permitirá cambiar cada esencia de su ser; si
sólo utiliza los efectos mágicos de la sábila en todas
sus formas encontrará una manera adecuada para
cambiar su ser. Nuestra piel tiene un funcionamiento eléctrico, cuando está en reposo las cargas
positivas están por dentro y las negativas por fuera,
cuando iniciamos el movimiento las cargas se in-
vierten generando energía; cuando es equilibrada,
la distribución de las cargas, y éstas están dispuestas de manera indicada, nuestro cuerpo funciona
de manera adecuada y equilibrada, pero cuando
nuestro cuerpo no tiene ese equilibrio energético,
funciona como un coche fuera de control, así cada
parte de nuestro cuerpo funcionará por su cuenta
y para hacerlo de manera coordinada le costará el
doble o triple de energía, lo que lógicamente lo
minará y además los elementos de desecho que
genera esa explosión de energía lo agota haciendo
que nos sintamos cansados anímica, psíquica y
espiritualmente, siendo presas fáciles de cualquier
persona que nos desee hacer cualquier mal. Y lo
más importante es que somos negativos ante cualquier empresa que queramos empezar y si la iniciamos por supuesto que ésta no prosperará; así que
no es mentira cuando en ocasiones nos quejamos

de nuestra mala suerte, pues ésta existe y lo peor es que es generada por nuestro cuerpo.

El chamanismo es una parte de la cultura de todos los pueblos del mundo, y por algo ésta ha prevalecido a través de los siglos, pues encierra el conocimiento milenario de la magia y del esoterismo aplicado a manera de sabia, y hemos encontrado transformaciones maravillosas en las personas que son sometidas a éste. Y así puedo hablar de todo el esoterismo y la magia que sea posible y solamente vamos a encontrar un sinfín de utilidades de esta planta maravillosa que es la sábila.

Lea con toda la atención que se requiere este libro y encontrará que la utilización de la sábila es el regalo más hermoso de la naturaleza divina, vamos a darle la importancia que tiene, vamos a consumir los productos que ésta nos brinda y encontraremos una vida más sana y más limpia de vivir. Sean *Bienvenidos al Mundo Naturista del Dr. Abel Cruz.*

Recibid mi enseñanza, y no plata;
y ciencia antes que el oro escogido.
Porque mejor es la sabiduría que
las piedras preciosas;
y todo cuanto se pueda desear, no
es de compararse con ella.

PROVERBIOS 8 vrs. 10,11

Con infinito amor a mis hermanos.

Dr. Abel Cruz

I. Antecedentes históricos

Millones de personas alrededor del mundo la reconocen como la planta más beneficiosa para la salud del hombre. Ustedes pensarán que esto es nuevo pero no es así, ya que ésta posee una larga e ilustrada historia que data desde los años bíblicos todo avalado en documentos históricos de los egipcios, romanos, griegos, marroquíes, tunecinos, árabes, argelinos, indios y chinos que dan fe sobre el empleo de la sábila o *Aloe vera* para propósitos curativos y cosméticos.

Los primeros datos acerca de la mención de esta planta en su uso medicinal datan del año 1550 a.C, y se encuentran contenidos en el papiro egipcio de Ebers conocido como el Libro Egipcio de los Remedios, en el cual se relatan hasta doce fórmulas medicinales en las que se usa el aloe o sábila. Sin embargo, los registros más antiguos acerca del uso medicinal de esta planta proceden de *Sumeria*.

Así, desde aquellos tiempos, la sábila y sus primos curativos han sido utilizados extensamente en diversas culturas debido a su eficacia en el tratamiento de las quemaduras, la cura de heridas y el alivio de dolores y sufrimiento, incluyendo la psoriasis, ya que cuando se utiliza con regularidad, reduce la costra y la comezón, mejorando la apariencia de la piel.

Los antiguos asirios utilizaban el Siburu o Sibaru (Aloe vera) como bebida para la indigestión y los gases. Aunque los babilonios, egipcios y especialmente los hebreos dieron a esta fascinante hierba connotaciones religiosas, ya que el jugo de la sábila era valorado como una preciada y sagrada medicina.

De hecho, en las tradiciones hebreas de la Biblia, se suponía que las especies de aloe habían sido plantadas por el mismo Dios. Se dice también en los evangelios, que el cuerpo de Jesús fue envuelto en un sudario de lino con "una mezcla de mirra y aloe, como unas 100 libras" (Juan 19:39); aunque algunos investigadores afirmen que se trata de otra planta también llamada aloe que es un árbol aquilaria agallacha que crece en abundancia en algunas zonas montañosas de la India y del Tíbet; sin embargo a pesar de lo anterior, es para la mayoría de las personas un remedio divino. Se dice que Cleopatra y Nefertiti atribuyeron su juventud y el encanto irresistible de su belleza al uso de la jalea de aloe.

Aunque los primeros en transformar el aloe en extracto fueron los árabes, quienes utilizaban el polvo sólo como laxante. Del imperio persa se obtienen referencias de la utilización médica del aloe especialmente en el siglos VI a.C., en esa misma época era también utilizado en la India.

Celso, el médico griego, publica en su libro *De materia médica* los métodos árabes para curar con el polvo de aloe los desórdenes intestinales.

En el siglo I d.C. Dioscórides describe intensamente la sábila en su *Herbario Griego* por sus virtudes medicinales y cosméticas. También cuentan documentos históricos que Alejandro Magno (356-323 a.C.) conquistó la isla Socotora situada al sur de Arabia, porque en ella existía una gran cantidad de plantas de aloe, que servirían para la curación de heridas y enfermedades de sus soldados durante las campañas.

Plinio, famoso médico romano en su libro *Historia Natural*, cita el aloe dentro de las mismas características curativas que las hechas por Dioscórides, aunque añadiendo que sus raíces cocidas pueden curar las úlceras de la lepra. Así entonces, sin lugar a duda, las obras de Plinio y Dioscórides constituyen un amplio espectro terapéutico atribuido al Aloe vera desde hace aproximadamente dos mil años.

Ya para el siglo II el aloe era parte importante de la farmacopea occidental. Galeno, Antillo y Arétaco famosos médicos romanos fueron sólo algunos de los que más utilizaban esta planta maravillosa.

Según algunos documentos a partir del siglo VI a.C. el uso del aloe en la India, Malasia, el Tíbet y

Sumatra era ya común para tratar numerosas enfermedades.

Y aunque se dice que los chinos fueron los primeros en usar el aloe, los registros encontrados no
abundan sino hasta la dinastía Tang del siglo VII,
en donde se cita a la sábila como efectiva para la
sinusitis, las fiebres infantiles provocadas por parásitos y las convulsiones.

Se dice que durante la conquista a tierras americanas los españoles llevaron consigo el *Aloe vera*.
Aunque en el caso de España, a lo largo de la Ribera
del Mediterráneo, la sábila fue un elemento esencial en la medicina popular, hasta que el empleo
generalizado de la farmacopea moderna lo relegó
al olvido junto a la mayoría de las plantas medicinales. Cosa que no sucedió con los pueblos y etnias
del centro de México, ya que la civilización Maya
que abarcó desde la península de Yucatán hasta
Honduras, mantuvo las creencias de sus efectos
mágicos y aún siguen vigentes hasta nuestros días.

Durante la Edad Media y el Renacimiento, la
sábila sigue siendo utilizada; de los remedios más
famosos de esta época son los de la escuela de
Saleremo.

Desde aquellos tiempos, hasta nuestros días, se
han mantenido innumerables consideraciones acerca
de las aplicaciones de la sábila, logrando ser reconocida como una planta con gran poder curativo,
nutricional y esotérico.

II. Nombres comunes

El nombre genérico aloe proviene del término árabe alloeh y de su sinónimo hebreo hallal, que significa sustancia brillante y amarga. La procedencia de otros nombres con los que se le conoce a la sábila, y sus variantes locales sabila, savila, zabila, zabida, zábira, y pita zabila es atribuido a una deformación del vocablo árabe Cabila que significa planta espinosa.

Latín: *Aloe succotrina*

Castellano: *Zabira, Zabila, Zabida, Zadiba, Acíbar, Pita Zabila, Sábila, Aloe vera*

Portugués: *Aloés, Erva-babosa, Babosa, Azebre vegetal*

Catalán: *Áloe, Séver, Atzavara Vegetal, Atzavara Vera*

Vasco: *Belarrmintza, Lerdamin*

Gallego: *Herba Babosa*

Euskera: *Belaaminztza*

Italiano: *Aloe*

Francés: *Aloés*

Inglés y alemán: *Aloe*

Chino: *Lu wei, Hsiang-tqan*

El aloe nativo de África también se conoce como lirio del desierto, de la planta de la inmortalidad y de la planta de la medicina.

Particularmente para México y toda América del
Sur será conocida como el Aloe vera, Zabila o Sábila. Así entonces, esta planta se encuentra en casi
todo el continente Africano; en Asia, Israel, India,
Pakistán, Nepal, China, Tailandia, Camboya; en
las indias occidentales, Cuba, California y el sures-
te de Estados Unidos, México; y en muchos lugares
de América Central y del Sur. Por lo que se puede
afirmar que en cualquier lugar el mundo se pueden
encontrar especies de la planta más fascinante del
mundo: la sábila.

III. Descripción

Lo primero que hay que hacer notar es que la sábila no es un cactus, pero en realidad es una planta perenne y jugosa y pertenece al género de la subfamilia asfodeloides de las liliáceas, que comprende más de doscientas especies. Estas plantas pueden sobrevivir a largos periodos de sequía por lo que se dice que es originaria de África oriental y meridional, y alcanza una altura de entre 2 y 3 metros, aunque raramente hasta los 6 metros.

Las especies del género de los aloes son siempre leñosas, pero con hojas típicas de las plantas suculentas, con forma de espada, duras, gruesas, muy grandes y carnosas, dispuestas en grandes rosetones y con una espina recia en sus extremos, armadas de otras espinas marginales más pequeñas, las hojas pueden ser de color veteado de verde y blanco como el Aloe vulgaris o de color verde ceniza plateado.

Las hojas pueden cerrar completamente sus estomas (poros) para evitar la pérdida de agua por evaporación durante los periodos estivales y son capaces de reponer rápidamente la epidermis cuando se produce una fractura o un corte en su superficie.

En las especies sin tallo, las hojas se encuentran dispuestas en pisos sucesivos, en forma alterna dos a dos, como en el caso del *Aloe saponaria*; tres a tres como el *Aloe barbadensis*, o en rosetas radiales de cuatro o más hojas, alternando los ángulos de modo que todas ellas puedan acceder a la luz solar, como en el *Aloe vulgaris*. En el caso de las especies que tienen tronco o tallo, se ponen en rosetas alternadas de 10 a 50 o 60 hojas, en los extremos libres de los tallos.

En primavera, cuando la planta tiene dos o tres años echa uno o diversos bohordos axilares (tallo herbáceo y sin hojas que sostiene las flores y el fruto de algunas plantas) que rematan en hermosos ramilletes. Sus flores son vistosas y tubulosas. Las corolas se componen de seis pétalos, que forman la cubierta floral y se sueldan todas entre sí en un tubo las más de las veces recto, y en otros casos algo encorvado y bilabiado, en ocasiones con un leve ensanchamiento en la parte de sujeción, donde se alojan los órganos sexuales de la flor. Las flores están dispuestas en racimos que pueden ser verticales (espigas) o colgantes (umbellas o sombrillas). Estas flores suelen tener un color rojizo, blanco, rosa, anaranjado o amarillento. Los estambres son también seis, con largos filamentos que arrancan del fondo de la flor, debajo del pistilo.

El fruto es seco, con una cápsula de paredes dehiscentes (lo que quiere decir que las anteras de la flor y el pericarpio del fruto se abren para dar salida, el primero al polen y el segundo a las semillas). Las cápsulas son alargadas y las semillas son híbridas.

Además de polinizarse por semillas, la sábila se propaga por: acodos (parte de la planta se inclina sobre el suelo echando raíces propias); gajos (trozos que se arraigan al caer), y estolones (que son vástagos enteros que brotan en la base del tallo y se extienden hacia afuera, echando raíces, y dan lugar a plantas nuevas).

Como son muy variados los tipos de sábila o *Aloe vera*, para evitar que la planta se pueda polinizar por otra clase de aloe y las semillas se vuelvan híbridas, hay que asegurarse que no halla otros aloes cerca (recuerde que el viento es un agente polinizador muy activo). Si no se tiene la seguridad que esto pueda suceder, se ha de cortar la vara de la flor a media altura, por debajo de donde empiecen a brotar las flores, antes de que se abran. El resto de la vara puede sacarse fácilmente, cuando ésta quede seca.

IV. Clasificación

La sábila está relacionada con otros miembros de la familia del lirio, tales como la cebolla, el ajo y el nabo. La relación de la sábila o aloe con la familia del lirio es evidente, ya que sus flores amarillas y tubulares que crecen anualmente en la primavera, por lo que se asemejan a las del lirio de Pascua. Hay sábila hembra y sábila macho, la primera crece ancha, redonda y grande como maguey, es chaparrita, se cría bastante y le nacen varios hijuelos; la sábila macho crece alta, es más delicada y no se da en cualquier lugar. Cualquiera de los dos tipos se pueden utilizar para los remedios, y aunque hay más de 250 especies de aloe que crecen en todo el mundo, únicamente dos se cultivan comercialmente:

Aloe barbadensis (Miler). Conocido como Aloe de Barbados, es una especie originaria del Norte de África. Se caracteriza por poseer un tronco corto (30 a 50 cm) y flores amarillas; se encuentra íntimamente emparentado con *Aloe vera* y *Aloe vulgaris*. Su cultivo tiene lugar en Centroamérica y Sur de América.

Aloe ferox. Conocido como Aloe del Cabo. A diferencia del Aloe barbadensis, su tronco es largo (2 a 5 m) y sus flores color rojo escarlata. Esta especie es común en Sudáfrica, donde crece espontáneamente.

Aloes comunes de jardinería: *Aloe saponaria*, *Aloe arborencents*, *Aloe estriata*, *Aloe ferox*, etcétera.

Lo importante es que todas las plantas de sábila o aloe tienen propiedades curativas, sobre todo las adultas, de tres años aproximadamente, desde que han floreado.

V. Denominación farmacológica

Sólo en preparados galénicos o juntamente con otras plantas medicinales es componente de numerosos purgantes en forma de gotas, píldoras, tabletas, grageas y supositorios. La tintura, el extracto y otros preparados tienen cierta importancia como productos estimulantes de la secreción biliar.

Administrado por vía interna hasta 0.1 gr. Es aperitivo, estomacal, colagogo, depurativo, tonificante y estimulante de las defensas. A partir de 0.1 gr actúa como laxante y emenagogo (aumenta el flujo menstrual). Dosis de 0.5 gr, (máximo diario), actúa como purgante y como oxitócico (sustancia que produce la contracción del músculo uterino y es empleada para provocar el parto).

Extracto= Aloes extractum
Tintura= Aloes tintura

VI. El cultivo
de la sábila

En el caso de nuestro país, específicamente las regiones desérticas y semidesérticas de México poseen una amplia diversidad de flora compuesta de numerosas especies de uso tradicional que representan las más amplias perspectivas respecto a su aprovechamiento medicinal. Dentro de estas especies, la sábila o *Aloe vera*, recientemente ha tomado considerable interés, derivado de las propiedades cosméticas del gel o pulpa de sus hojas, así como del jugo de las mismas para fines farmacéuticos, por lo cual su cultivo es ya una de las principales actividades para la exportación, puesto que países como Estados Unidos, Canadá, Japón, Inglaterra, Noruega, Holanda, Bélgica y Suiza son los principales consumidores a nivel mundial de la tan preciada sábila.

Sin embargo, gracias al conocimiento y práctica de la medicina herbolaria, la recolección de la sábila en rodales silvestres aún es aprovechada con fines de autoconsumo y venta. Además es una actividad tradicional de los habitantes rurales de casi todos los estados de la república, aunque específicamente del noreste de México, entre otras de la región

conocida como Zona Media del estado de San Luis
Potosí.

Para obtener una planta madre de sábila la podemos conseguir en cualquier mercado con los hier-
beros o bien en la casa de la abuela se puede
encontrar alguna que aparentemente esta olvida-
da, extraiga alguno de los hijuelos y plante un
número más o menos elevado según las necesidades, pues son de crecimiento lento, si en algún
momento cree que son demasiadas las plantas, puede
obsequiarlas en macetas de barro para que sirvan
de ornato y de botiquín de primeros auxilios.

Selección de la especie. La sábila se establece generalmente por medio de hijuelos, que se obtienen
de plantas madres o cultivos ya existentes o de
rodales silvestres, en este último caso es importante
elegir correctamente la variedad que contiene las
propiedades adecuadas para su aprovechamiento.

Las más convenientes son *Aloe vera* para ser in-
gerida y *Aloe ferox* para uso externo.

Sitio de plantación. La sábila requiere de lugares
iluminados (aunque la luz directa hace que las
hojas se tornen marrones), así que es mejor que
tengan sombra, por lo que necesitan lugares cálidos
pues resisten muy mal el frío. Preferentemente deben seleccionarse lugares libres de heladas, suelos
profundos, ricos en materia orgánica y con buen

drenaje. Así también es preferible seleccionar terrenos en descanso.

Preparación del terreno. El suelo debe ser arenoso y de fácil drenaje, pues son plantas de clima semidesértico, y deben ser suelos ácidos, de no ser así el crecimiento será mucho más lento. También puede preparar una maceta de 50 ó 60 centímetros de diámetro, con grava en el fondo para permitir un buen drenaje.

Plantación. Las variedades Aloe ferox pueden reproducirse por hojas, separándolas en forma completa, incluida la parte que rodea al tallo, dejándolas secar durante uno o dos días y luego se planta de forma habitual. Su reproducción mediante hijos le nace alrededor. Cuando éstos tengan una altura de cuatro dedos, se han de separar de la planta adulta. Lo que puede hacerse de dos maneras:

1. Hurgando con los dedos, hasta encontrar la unión de madre e hijo.

2. Sacándola totalmente de la maceta, separándola de la madre con más precisión y con todas sus raíces, aprovechando para recortar las raíces de la planta madre, si es que las tiene demasiado largas.

Se añade abono vegetal orgánico en la tierra al plantarse de nuevo, pero hay que recordar que no se puede regar durante las dos primeras semanas después de su transplante. A los hijos se les deja secar de las heridas, durante un par de semanas, sin exponerlos al sol directamente, pudiendo plantarlos individualmente en maceta. Al trasplantar un reto-ño, se debe regar muy superficialmente y luego no volver a hacerlo durante 15 días.

Respecto a los retoños deben retirarse, pues de-moran el crecimiento de la planta madre. Para diferenciar a los hijos, éstos suelen tener manchas blancas cuando son pequeños, aunque esta carac-terística va desapareciendo a medida que crecen y se hacen mayores.

Fertilización. Antes del trasplante es conveniente incorporar estiércol bien descompuesto o cenizas. Hay quien recomienda regar con el agua donde se han cocido verduras debido a los nutrientes que quedaron en el agua.

Cuidados especiales. La sábila, tiene dos enemigos naturales: el exceso de agua y el frío por debajo de l o 0°C, por lo que en invierno se debe proteger del mismo.

Cuando se tienen como maceta de interior en lugares templados o fríos es necesario transplantar-las varias veces.

Aunque es muy resistente a las plagas y a la falta de agua, también es importante mantener libre de hierbas la sábila, puesto que podría atraer alguna plaga o enfermedad. Otro cuidado importante es evitar utilizar herbicidas puesto que se dañarían las propiedades curativas de la planta.

Ciclo productivo. A medida que la planta va creciendo, se hace más rica en principios activos y se recomienda esperar de 2 a 4 años antes de empezar a cosechar una planta de sábila. Por lo que dicho ciclo productivo puede variar de 4 hasta 10 años dependiendo del cuidado y su cosecha. Las plantas se pueden cosechar cada 6 a 8 semanas quitando de 3 a 4 hojas por planta. El ciclo productivo del cultivo de la sábila termina cuando las pencas pierden calidad y volumen.

VII. Floración

Según sean las características de las especies, puede ser en primavera y verano y aun en invierno en sus respectivos países de origen, también pueden presentar la floración. Los frutos son unas cápsulas de forma triangular. Las hojas de la sábila crecen desde la base en forma de rosetón. Las plantas adultas pueden alcanzar una altura comprendida entre 5 centímetros hasta 4 pies con un promedio alrededor de 85 centímetros a 1 metro aproximadamente de longitud. Cada planta tiene generalmente de 12 a 16 hojas que cuando son adultas pueden pesar hasta tres libras.

Las hojas, cuya sabia se utiliza, son carnosas, miden unos 50 cm de largo, 10 o 20 cm de ancho y 5 cm de grueso. Si se les hace un corte exuda un líquido acuoso de sabor muy amargo que es conocido con el nombre de acíbar o séver.

VIII. Formas de empleo

Se deben de cortar las hojas más bajas, exteriores y más próximas a la tierra, pues son las más viejas y las que tienen más concentradas todas sus propiedades curativas. Se arranca desprendiéndola del tronco o con un cuchillo, cortando hasta tres o cuatro centímetros inferiores de la hoja (toda la parte blanquecina y un poco más), aunque esto último se desecha. La herida o corte cicatriza sin alterar el crecimiento de la misma. Seguidamente se procede a cortar el trozo a emplear, se le quitan los bordes espinosos, se corta la hoja longitudinalmente por la mitad, la piel se separa y se usa la pulpa, tanto para vía interna como externa. Es conveniente que la sábila no se riegue 8 días antes a la recolección, a manera de que los poderes curativos de la planta se conserven.

Vía Externa: De igual manera que para el anterior empleo se corta la hoja longitudinalmente por la mitad, ya que en la utilización externa se ha observado que los efectos son mucho más rápidos y contundentes cuando se aplica un trozo de hoja de sábila sobre la zona afectada, con la pulpa en contacto con la piel pero sin desprenderla de la corteza.

Para mantener la pulpa en su lugar se puede
utilizar una venda, y cuando por las características
de la lesión a tratar no sea posible mantener la
corteza, se podrá extraer sólo la pulpa con una
cuchara, machacándola o moliéndola seguidamente para facilitar la aplicación del jugo.

En algunos estudios se ha demostrado que la
sábila penetra en la piel al menos cuatro veces más
rápido que el agua. Por lo que antes de aplicar la
pulpa es muy importante lavar cuidadosamente
la piel de la zona en la que se va a utilizar —ello le
confiere una gran utilidad cuando es combinado
con otros elementos nutritivos o curativos— sobre
todo en las heridas y quemaduras, pues de lo con-
trario se podría introducir en el cuerpo la suciedad,
impurezas e incluso bacterias y microbios acumu-
lados sobre la piel. Las aplicaciones de la pulpa de
sábila se pueden repetir cada hora, lavando siempre la piel antes de cada nueva aplicación.

En algunas ocasiones el uso externo de la pulpa
de sábila puede resecar excesivamente la piel, lo
cual podría resultar contraproducente en el caso
de ciertas enfermedades cutáneas. Para solucionar
este problema se puede mezclar con un poco de
miel, aceite de oliva o de almendras dulces.

También para su uso externo se puede asar la
hoja, pasándola cerca de una fuente de calor antes
de su aplicación.

Es muy eficaz el uso externo en los tratamientos de psoriasis, hongos, eccemas, acné, quemaduras, etcétera.

NOTA: Puede tener efectos ligeramente irritantes sobre la piel.

Vía Interna: Es necesario recordar que cuando va a ser utilizada internamente se debe mantener, durante dos días, en posición vertical o ligeramente inclinada a fin de que la sabia amarilla se vaya drenando.

Para su utilización se deberá separar de la corteza con una cuchara, o bien se pelará la hoja con un cuchillo cortando posteriormente la pulpa en cubos, con cuidado de que no queden trozos de corteza y así evitar su sabor amargo. Aunque el sabor de la pulpa no es desagradable, ciertamente su aspecto mucilaginoso la hace muy poco apetitosa e incluso, para algunas personas, resulta algo repugnante. Sin embargo, se ha de tener un rato en la boca y masticarla hasta que ésta quede líquida antes de tragarla. Si se tiene dificultad para ingerir la pulpa, por su posible sabor amargo, a causa del líquido que segrega y además se tenga una sensación babosa en la boca, a causa de su estructura gelatinosa, no se preocupe puesto que esta sensación dura, aproximadamente, un par de minutos, ya que sólo así es como se puede absorber toda su riqueza curativa; pero si no se puede aguantar, entonces lo más recomendable es pasar la pulpa por la licuadora, mezclándose con cualquier clase de zumo de fruta, con miel, o tomarla en alguna ensalada.

Puede utilizar la cura interna de sábila para aliviar los síntomas de las úlceras, diabetes, psoriasis, osteoporosis, fortalecer el sistema inmunológico, etcétera.

NOTA: Aunque la sabia es muy rica en sustancias curativas, en ella está también contenida la aloína, cuyo sabor amargo y sus efectos purgantes hacen que su uso interno sea desaconsejable sin la supervisión medica. No debe utilizarse la cura interna con sábila por más de treinta días.

IX. Descubrimientos benéficos para la salud

De todas las especies vegetales conocidas, pocas reúnen las maravillosas propiedades curativas que posee la sábila. Actualmente, los centros de investigación más prestigiados del mundo están trabajando intensamente en el estudio de plantas medicinales en general. Sin embargo, específicamente en el caso de la sábila, existen numerosos estudios que sustentan sus propiedades curativas.

Algunos de los estudios están a cargo del Consejo Científico Internacional del Aloe, la Universidad de Oklahoma y el Instituto de Ciencia y Medicina Linus Pauling en California, EUA, del cual se revela el efecto benéfico del consumo de la sábila sobre el aparato digestivo; en donde además se determinó científicamente que consumiendo diariamente el jugo de sus hojas, las personas que sufrían afecciones tales como colitis, acidez estomacal y colon irritable mostraron una gran mejoría con el tratamiento. De lo que resulta la gran importancia de la acción del jugo de sábila, como cicatrizante y antiácido en tratamientos de gastritis y úlcera.

En la Universidad de Chicago se realizaron estudios acerca del uso de la sábila en el tratamiento de quemaduras, en donde por medio de este estudio se demostró que la eficiencia en estos tratamientos se debe a tres factores que actúan conjuntamente:

1. Los componentes de la planta (que más adelante se especificarán) presentan una estructura similar a la del ácido acetilsalicílico (principio activo de la aspirina), que en combinación con el magnesio, también presente, conforman un efecto anestésico.

2. La amplia gama antimicrobiana de la misma, favorece la asepsia de la quemadura, evitando una infección.

3. Y por último actúa sobre el mecanismo de las prostaglandinas a través del cual la célula mantiene su integridad.

Por otra parte en la Universidad de Minnessota demostraron que aplicando sábila fresca en la superficie de una quemadura se incrementaba la regeneración de las células en un 50%.

En este sentido también se han realizado estudios en Japón en donde se confirman las propiedades antioxidantes y regeneradoras de la sábila, pues irónicamente la explosión de la bomba atómica fue la que enfocó la atención hacia la utilización de esta planta, ya que sólo las quemaduras causadas en las poblaciones de Hiroshima y Nagasaki se curaron más rápidamente con la aplicación de la sábila y en muchos casos sin dejar señas ni cicatrices. De igual manera la Comisión de Energía Atómica de los Estados Unidos realizó estudios acerca de la efectividad de la sábila en la piel irradiada, obteniendo fabulosos resultados de su aplicación.

Existen investigaciones llevadas a cabo en la Universidad de Baylor, a través de las cuales se demostró que la sábila destruye las caries de los dientes.

Por otra parte la NASA utiliza la sábila porque absorbe el 90% de la toxicidad de sustancias como el PVC, la fibra de vidrio, los barnices, las pinturas, las radiaciones de los ordenadores, los televisores y demás aparatos electrónicos.

Del furor de los últimos treinta años la Unión Soviética es el líder que encabeza los programas de investigación acerca de las propiedades de la sábila, tan sólo el Instituto de Sustancias Biológicamente Activas de Vladivostok realizó innumerables investigaciones que cuentan con prestigio internacional. Sin embargo, laboratorios como Carrintong de los Estados Unidos a través de grandes investigaciones han dado a conocer que los polisacáridos de la sábila incrementan la función del sistema inmunitario, lo que le permite ser una de las instituciones con más prestigio aunque no forme parte del Consejo Científico Internacional del Aloe.

Como se puede ver, muchos de los estudios cuentan con apoyo oficial de sus respectivos gobiernos. Y son trabajos que se desarrollan en equipos interdisciplinarios donde participan botánicos, médicos, farmacéuticos, químicos y etnólogos. Por lo que estos estudios no pueden pasar inadvertidos para quienes día con día estamos en la búsqueda de mejores opciones para la salud.

X. El acíbar

En la Medicina, se utiliza el jugo de sus hojas cuajado en una masa sólida de color muy oscuro y muy amarga, la cual es llamada acíbar. Generalmente se obtiene dejando fluir el líquido que escurre de sus hojas cortadas transversalmente. Este líquido se deja que se concentre y vaya espesando al calor del sol o bien con calor artificial. Según documentos acerca de las batallas que librara Alejandro Magno, el más viejo y famoso acíbar era el de la isla Socotora, del sur de Arabia, llamado acíbar socotrino y en latín *Aloe succotrina*.

Sea cual fuere el proceso de secado, el acíbar adopta colores que irán desde el marrón rojizo hasta el negro, en forma de terrones similares al barro seco, frágil, de fractura concoide, a los que hay que proteger de la humedad.

La composición del acíbar varía según la sábila o el aloe del que proceda, la época de recolección y la forma de elaborarlo. Contiene del 6 al 10% de agua y las mejores suertes de esta droga dejan alrededor de un 2% de cenizas. Lo que más varía es la cantidad de resina, que oscila entre el 40 y el 80%. Esta resina que no tiene importancia farmacológica, es un éster del ácido paracumárico y un alcohol resínico, el aloerresinotanol. Además, el acíbar contiene hasta el 20% de aloínas. Por hidrólisis, las aloínas dan emodina que es el constituyente activo del acíbar.

XI. Composición química y sus propiedades curativas

Entre las investigaciones y los grupos de estudio de las propiedades de la sábila han expuesto que es una especie extremadamente difícil de analizar; sin embargo, el primer elemento hallado fue la aloína, este descubrimiento data de 1851 y desde entonces es considerada la sustancia más importante de las contenidas en la sábila.

Ligninas y saponinas

Antraquinonas	*Minerales*
Aceites etéreos	Aluminio
Ácidio alético	Calcio
Ácido cinámico	Cloro
Ácido crisofánico	Cobre
Aloína	Cromo
Antracena	Fósforo
Antranol	Hierro
Barbaloína	Magnesio
Emodina	Manganeso
Emodina aloe	Plata

Estéro de ácido cinámico	Potasio
Isobarbaloína	Sodio
Resistanoles	Titanio
	Zinc
Vitaminas	
A	B6 (piridoxina)
B (aneurina)	B12
B1 (tiamina)	Betacaroteno
B2 (riboflavina)	C
B3	Colina
B5	E
Mono y polisacáridos	
Ácido glucurónico	Galactosa
Ácido urónico ·	Glucosa
Aldonentosa	L-ranosa
Arabinosa	Manosa
Celulosa	Xilosa
Aminoácidos	**_Secundarios_**
Fenilalanina	Ácido aspártico
Isoleucina	Ácido glutámico
Leucina	Alanina
Lisina	Arginina
Metionina	Cistina
Treonina	Glicina
Triptófano	Hidroxiprolina

Valina	Histidina
	Prolina
	Serina
	Tirosina
Taninos	*Esteroides*
Agentes antisépticos	
Ácido cinamónico	Fenol
Ácido salicílico	Lupeol
Nitrógeno de urea	Sulfuro
Ácidos grasos antinflamatorios	
B-sitosterol	Campersterol
(esteroles de la planta)	Colesterol

De los anteriores componentes se explica el porqué la sábila es altamente efectiva en el tratamiento de las quemaduras, cortes, raspaduras, abrasiones, reacciones alérgicas, artritis reumatoide, fiebre reumática, indigestión ácida, úlceras y muchas otras afecciones inflamatorias del sistema digestivo y otros órganos internos, incluyendo el estómago, el intestino delgado, el colon, el hígado, el riñón y el páncreas. Así la sábila por sus propiedades terapéuticas es:

Antibiótica, antinflamatoria, antiséptica, antiviral, aperitiva, astringente, bactericida, cicatrizante, coagulante, colagoga, depurativa, desintoxicante, digestiva, energizante, inhibidora del dolor, nutritiva, purgante, regeneradora celular y reguladora. Pero sobre todo que dentro de todas estas propiedades convierten a la sábila en un cofre de riqueza para la salud y para la belleza.

De las *sustancias antisépticas* que se encuentran en la sábila, son seis agentes antisépticos de elevada actividad antimicrobiana: el ácido cinamónico, un tipo de urea nitrogenada, lupeol, fenol, azufre, ácido fólico y un ácido salícico natural que combinado con el lupeol tiene importantes efectos analgésicos. Estas sustancias son reconocidas como antisépticos porque matan o controlan moho, hongos, bacterias y virus; esto explica por qué la sábila posee la habilidad de eliminar muchas infecciones internas y externas (salmonella y los estafilocos que producen pus, etcétera).

Además de que contiene por lo menos 23 *polipéptidos*, por lo cual la sábila es una excelente planta que ayuda a controlar una variada gama de dolencias y enfermedades en el sistema inmunológico, incluyendo el SIDA, el cáncer y la diabetes. Por contener aloemicina, de gran poder *antinflamatorio* y analgésico, y aloeuricina, cuya propiedad es *activar y fortificar las células* epiteliales, lo que la hace de mucha utilidad en las úlceras gástricas y estomacales, además como no contiene cortisona es altamente *desinflamante*.

La sábila es *digestiva y energizante* por su contenido en enzimas que no se producen en el interior del organismo, dichas enzimas transforman a las proteínas en el proceso digestivo convirtiéndolas en componentes de los aminoácidos, a los carbohidratos en azúcares (glucosa) y a las grasas en ácidos grasos; de esta manera los elementos son transformados para ser absorbidos por los intestinos y llevados al torrente circulatorio.

Es nutritiva la sábila porque contiene gran cantidad de aminoácidos (componentes de las proteínas) como son la valina, la metionina, la lisina la fenilalanina y la leucina. Posee además el polisacárido lignina, el glucomannan y otros glúcidos como la pentosa, galactosa, y los ácidos urónicos que proporcionan una profunda limpieza de la piel dándole a la sábila el poder de *desintoxicante*, pues penetran en todas las capas de la piel, eliminando bacterias y depósitos grasos que dificultan la exudación a través de los poros.

Entre los *elementos constitutivos* figuran el iodo, cobre, hierro, zinc, fósforo, sodio, potasio, manganeso, azufre magnesio y gran cantidad de calcio, por medio del cual junto con el potasio forman una red que atrapa los eritrocitos de la sangre, ayudando así a la *coagulación y cicatrización*. Del calcio contenido en la sábila también se obtienen beneficios, ya que regula el paso de los líquidos en las células manteniendo un equilibrio en la *regeneración celular interna y externa*. Es una de las pocas especies que contiene vitamina B_{12} la cual se creía con anterioridad que sólo se encontraba en la carne, además de vitamina A, B$_1$, B$_2$, B$_3$, B$_6$, C y E.

También contiene fuertes proporciones de germanio que es un componente especial muy importante para la propia vida de las plantas a causa de su papel como catalizador, lo que es comparable con la clorofila, por lo que actúa como filtro depurador del organismo, elimina los venenos y desechos de las células, reestructura y revitaliza la médula ósea, reactiva el sistema inmunológico, estimula la producción de endorfinas, que calman el dolor. Todas las plantas que contienen germanio han sido consideradas milagrosas y son: el *Aloe vera*, el ging-seng y las setas shitake.

Otros estudios revelaron los siguientes resultados efectivos en personas que consumieron de alguna forma la sábila:

ANTIASMÁTICO. Probablemente gracias a su efecto broncodilatador.

ANTIRREUMÁTICO. Su capacidad enzimática favorece la completa digestión de los nutrientes, evitando la formación de sustancias indigeridas, responsables de la reacción antígeno-anticuerpo, tan comunes en los procesos reumáticos y artríticos. El ácido salicílico (presente en la sábila), contribuye a la analgesia y reduce la inflamación.

INMUNOMODULADOR. Mejora y aumenta las defensas del organismo. Resulta beneficioso en casos de alergia.

TÓNICO Y RECONSTITUYENTE. En función

Así, la sábila, por ser excelente en la *penetración de la piel*, actúa como *regeneradora celular*, posee una *acción queratolítica*, por su *acción antibiótica*, por ser *energizante*, *digestiva*, *desintoxicante*, *rehidratadora* de la piel, *nutritiva y cosmética* y utilizada como complemento al tratamiento que se esté llevando puede ayudar, controlar y curar enfermedades y molestias como:

Acné	Infecciones de la piel
Alergias	Infecciones en los intestinos
Alopecia	Inhibidor del dolor muscular
Anemia	Insomnio
Artritis	Keratosis follicularis
Cáncer	Pie de atleta
Circulación	Presión alta
Colitis	Problemas digestivos
Constipación	Problemas en la nariz
Dermatitis	Quemaduras
Disentería	Reumatismo
Dolor de cabeza	Seborrea
Erupción cutánea	Tuberculosis

Esclerosis múltiple	Úlceras estomacales
Estimulador del crecimiento	Úlceras pépticas
Heridas	Venas varicosas

Como se puede notar la sábila es uno de los milagros de la naturaleza y se encuentra al alcance de todas las personas.

XII. Propiedades terapéuticas de sus componentes

Se han encontrado los siguientes efectos terapéuticos dentro de la composición química de la sábila.

ACEITE ETÉREO. Poder anestésico y analgésico del éter, pero sin la toxicidad.

ÁCIDO CRISOFÁNICO. Derivado de la emodina del aloe, usado contra ciertos hongos cutáneos.

ÁCIDO CINÁMICO. Cualidades fungicidas y detergentes.

ALOEOLEINA. Mejora úlceras duodenales y estomacales. A ello se suma el efecto de retener la sustancia, lo que disminuye la acidez.

ALOEMODINA. Actúa sobre la mucosa intestinal, regulando su funcionamiento, además es un estimulante inmunológico por lo que ayuda a controlar el cáncer.

ALOETINA. Bactericida y antivirósica, neutraliza el efecto de las toxinas microbianas y es un poderoso antitumoral.

ALOINA. Poder purgante y calmante del dolor.

ALOMITINA. Previene y controla la propagación de ciertas formas cancerígenas.

AMINOÁCIDOS. Interviene en la formación de proteínas y son fundamentales para el sistema inmunológico.

ANTRAQUINONAS. Poderosos antibióticos bactericidas, antivíricos y analgésicos.

BARBALOÍNA, ISOBARBALOÍNA, ANTRACENO, ANTRANOL Y ÁCIDO ALOÉTICO. Resinas bactericidas.

B-SITOSEROL. Ayuda a bajar los niveles de colesterol peligroso, por lo cual es benéfico para las personas con problemas cardiacos.

CARRISINA. Refuerza el sistema inmunológico, lo que aumenta las defensas.

CREATININA. Resulta fundamental en las reacciones de almacenaje y transmisión de la energía.

EMOLINA, EMODINA. A través de reacciones orgánicas, generan ácido salicílico de efecto analgésico y antifebril. Así, por la emodina que se deja en libertad en el intestino, pueden utilizarse sus virtudes purgantes, parecidas a las del sen, ruibardo, etc., siempre y cuando las dosis administradas sean lo suficientemente elevadas (por lo menos de 0.20 gr). Ya que a dosis menores tienen facultades estomacales y aperitivas.

ÉSTER DE ÁCIDO CINÁMICO. Descompone tejidos muertos y es analgésico.

FOSFATO DE MANOSA. En particular actúa como agente de crecimiento de los tejidos. De su uso se comprobó su efecto cicatrizante sobre distintas úlceras, especialmente bucales.

LIGNINA. Es un agente que puede conducir a otras sustancias a la vez que penetra el tejido.

MINERALES. Calcio, magnesio, fósforo, potasio, zinc, sodio, cobre, etc., sustancias imprescindibles para cada uno de los procesos fisiológicos.

MUCÍLAGO. Posee en general una actividad emoliente sobre la piel.

SAPONINAS. Son antisépticas y son agentes suavizantes.

RESISTANOLES. Poseen propiedades bactericidas.

VITAMINAS B_1, B_2, B_3, B_6, B_{12}, C, COLINA, ÁCIDO FÓLICO, CAROTENO Y BETACAROTENO. Sustancias esenciales en la vida, ya que regulan el metabolismo, intervienen en la producción y control de la energía, así como en la regeneración celular y son catalizadores enzimáticos junto con los minerales procurando el buen funcionamiento del organismo.

Todo lo anterior explica por qué la sábila, a través del tiempo, ya sean laicos o físicos igualmente, han proclamado que esta planta tiene las habilidades de curar, aliviar, eliminar una gran lista de enfermedades y dolencias humanas por lo que la sábila merece ser nombrada *la planta medicinal*.

XIII. La sábila curativa

Existe suficiente evidencia clínica para demostrar que la sábila es ideal para tratar un sinfín de dolencias y enfermedades como las que a continuación se describirán.

NOTA: Es necesario recordar que cuando va a ser utilizada en forma interna la sábila se debe mantener, durante dos días, en posición vertical o ligeramente inclinada a fin de que la sabia amarilla se vaya drenando.

La hoja de la sábila no debe regarse un día antes de su cosecha para no diluir sus propiedades curativas.

La corteza debe lavarse a fin de quitar el polvo, se retira la piel y se extrae sólo el gel o pulpa; puede lavarse bajo el chorro del agua también para ayudar a eliminar la sabia.

NOTA: Para uso interno de la sábila, los remedios no deben utilizarse por más de treinta días.

PREPARACIONES BÁSICAS

De las siguientes preparaciones, también se mencionarán en un sinfín de enfermedades.

Tintura de sábila

- 350 gr de hojas completas de sábila
- ½ litro de alcohol de 96°

- 450 ml de agua destilada o mineral

Se limpian perfectamente las hojas, se retira la piel exterior y se machacan las hojas bien, se mezclan con el alcohol y el agua. Se dejan en maceración 20 días, agitándolo tres veces al día durante un minuto. A continuación se filtra, primero con una tela fina de algodón y posteriormente con un papel de filtro y se envasa en una botella oscura o protegida de la luz.

Extracto activador de sábila

- 1 hoja mediana de sábila

Se limpia perfectamente la hoja de toda impureza bajo el chorro del agua, se mantiene la hoja en una posición inclinada para permitir que la sabia se drene, la hoja se mantiene así durante dos días; posteriormente, se corta transversalmente y se extrae la pulpa, ésta se deja reposar y sedimentar para posteriormente ser extractada y filtrada.

La anterior preparación tiene el poder de ser astringente, coagulante, desinflamante, desinfectante, fungicida, vitricida, germicida y estabilizadora lo que la hace útil para varias aplicaciones.

Pueden utilizarse algunas gotas en áreas como los ojos, nariz, oídos, garganta, piquetes de mosco, erupciones de la varicela, sarampión, escarlatina, etcétera.

Y por todas sus cualidades puede mezclarse con mascarillas faciales, ya sea con fruta o barro.

Néctar de sábila

- 4 cm de pulpa de sábila
- 1 vaso de jugo de arándanos o manzana
- 2 cucharadas de propóleo

Se extrae el jugo de la sábila machacándola y aparte se obtiene el jugo de arándanos o manzana en el extractor. Se mezcla perfectamente todo y se toma.

Loción crema de sábila

- 20 ml de extracto activador de sábila
- 15 ml de aceite de eucalipto
- 10 ml de aceite de hueso de chabacano
- 10 ml de aceite de ajonjolí
- 15 ml de aceite de lanolina
- 10 ml de aceite mineral

Se mezcla todo perfectamente y se envasa, se puede utilizar para el dolor muscular y desinflamar los músculos después de realizar ejercicio.

Pomada de sábila

- 1 hoja de sábila
- 10 hojas de eucalipto
- 15 ml de aceite mineral

Se limpia perfectamente y se extrae la pulpa con una cuchara, se cuece al fuego junto con las hojas de eucalipto, se agrega poco a poco el aceite mineral y se bate hasta obtener una mezcla homogénea. Se aplica con fricciones sobre la parte dolorida.

Suero de sábila

- 1 litro de agua hervida
- 5 ml de jugo de sábila
- 2 cucharadas de miel
- 1 pizca de bicarbonato
- ½ cucharadita de sal

Mezcle bien hasta que se disuelvan perfectamente todos los ingredientes, se toma varias veces al día.

Té de sábila con hierbas

- 1 flor de sábila
- 1 raja de canela
- 1 cáscara de naranja
- 2 cm de jengibre
- 2 cucharadas de hinojo
- 2 cucharadas de manzanilla
- 2 cucharadas de hoja sen
- 1 litro de agua

Se mezcla y se prepara con una cuchara sopera de esta mezcla en el agua, se hierve durante 10 minutos, se deja reposar y se toma como agua de tiempo durante el día.

Té de sábila

- 1 hoja de sábila
- 1 litro de agua

Se limpia la hoja y se quita la piel, se extrae la pulpa y se hierve con el agua durante 10 minutos, se deja entibiar. Este té se puede tomar o bien realizarse gárgaras.

Pulpa de sábila

- 1 hoja de sábila

Se corta la hoja y se mantiene inclinada durante dos días y se procede a extraer la pulpa, también puede lavarse bajo el chorro del agua para quitar la sabia amarga.

Crema primeros auxilios

- 20 ml de extracto activador de sábila
- 3 cucharadas de propóleo
- 3 cucharadas de hierbas aromáticas en polvo
- 10 cápsulas de vitamina E

Se mezcla durante 15 minutos, se envasa y mantiene en un lugar fresco y seco. Esta crema es eficaz para combatir una infinidad de alergias, infecciones en la piel y malestares y también puede usarse como base de maquillaje. Junto con el gel de la sábila combate la infección en la piel.

Salud de la "A" a la "Z"

Alergias, abscesos, adicciones (a drogas diversas), acidez de estómago, acné, aftas, afonía, agotamiento, ampollas, amigdalitis, anemia, anorexia, artritis, arteriosclerosis, asma.

Para aligerar los **ardores** y la **acidez del estómago**, se debe tomar en ayuno un trozo de 2 centímetros de sábila durante veinte días, particularmente este remedio cicatriza, desinflama y neutraliza la acidez. Evite los irritantes como el chile, el café, los refrescos, etcétera.

El **acné** es causado por una profunda infección en los poros tapados por la grasa. Para tratar el acné con la sábila ha de mantenerse buena limpieza en la zona afectada por la mañana y noche. Evitar la carne los alimentos grasos y condimentados, así como jabones ásperos y no han de usarse cremas grasosas ni maquillaje. Puede aplicarse jugo de sábila más de una vez al día, para regenerar los tejidos de las capas interiores hacia el exterior y absorber el exceso de grasa, lo que logra estimular las capas profundas de la piel. Al empezar el tratamiento, puede que el estado de la piel durante unos días empeore, pero no se alarme lo que sucede es que se está extrayendo toda la grasa que estaba acumulada y que no logró salir por los poros, hay que tener un poco de paciencia y constancia con el tratamiento.

También para tratar el **acné** puede utilizarse como auxiliar un jabón de sábila dos veces al día.

Otra manera de aliviar el **acné** es aplicarse una mezcla de propóleo con sábila después de un peeling.

Cuando las **adenoides** estén inflamadas e infectadas o se produzcan los **pólipos**, se recomienda tomar un vaso de jugo de sábila y tomar como complemento propóleo de abeja.

Para aliviar la **cruda** del **alcoholismo** se puede tomar jugo de manzana o de papaya con un poco de miel, así como suficiente agua en la que se diluye gel o néctar de sábila para hidratar y reducir la dilatación de las arterias y venas aliviando el dolor de cabeza. También puede tomar agua con jugo de sábila antes de dormir y al despertar, neutralizando así la deshidratación.

Para desintoxicarse también del **alcoholismo** puede realizar un ayuno basado en jugo de uva o naranja con jugo de sábila, esto se realiza durante dos o tres días o bien mientras perduran los síntomas por ingerir alcohol en exceso.

Un excelente remedio para después del **afeitado** es aplicar un poco de sábila, lo que resultará una loción no perfumada, además de que la piel obtendrá una mejor apariencia y suavidad.

Para la **afonía** y la **ronquera** se prepara la siguiente receta.

Antirronquera

- 3 cm de pulpa de sábila
- 1 copita de miel pura
- 3 cucharadas de ron
- 3 cucharadas de mantequilla derretida

Mezclar todo perfectamente y tomar lentamente dejándola el mayor tiempo posible al nivel de la garganta. Si se agrega un trozo de jengibre se aumentará la capacidad de curación de la afonía.

El **afta** es una inflamación que afecta las membranas de la boca, especialmente en los niños y en jóvenes; es tan doloroso que interfiere en la alimentación. Para las aftas, se puede usar chupando un trozo de pulpa de la sábila con constancia. Se recomienda que después de tener la pulpa de sábila en la boca, se mastique y que se lo traguen, para que beneficie el paladar, el esófago y el estómago. Este tratamiento se ha de hacer más de una vez al día.

Es muy extraño ser **alérgico** a la sábila; sin embargo, para saberlo, sólo se tiene que aplicar un poco de ésta, en la parte inferior del brazo o detrás de la oreja, y si en unos minutos la zona tratada se enrojece o se siente comezón, quiere decir que no se debe utilizar. Pero como remedio para esta alergia bien puede aplicarse primero un poco de miel y después la sábila, aunque también puede asarla para que no produzca malestar su aplicación.

Para quienes sean **alérgicos a los sulfitos**, deberán abstenerse de tomar gel o jugo de la sábila comercial, pues son muchas las marcas que utilizan esta sustancia como conservador sin advertirlo en las etiquetas de algunos productos que contengan la misma.

También para quienes tienen diferentes **reacciones alérgicas** la aplicación de la sábila reduce o elimina los efectos de las mismas.

Para combatir las **amibas** se recomienda fuertes dosis de ajo (6 dientes o una cápsula de 1 gr) dos dientes antes de cada comida, durante 10 a 15 días y algún jugo de sábila (180 ml).

Para la **amigdalitis (anginas)** lo primero es desintoxicar el cuerpo mediante el ayuno de jugo de sábila con naranja, consumir abundantes frutas y verduras, además puede tomar 5 ml de extracto activador de sábila, o bien realizar gárgaras con el té de sábila y hierbas.

Cuando existe cierta **insuficiencia hemática**, mejor conocida como **anemia**, así como la **anorexia** nada como un licuado nutricional de fibra con un trozo de 2 centímetros de sábila dos veces al día o un vaso de jugo de sábila con un poco de jugo de lima.

Para las **anginas** y el **dolor de cuello** se toma un trozo pequeño de pulpa y se mantiene en la boca, chupándolo durante un rato, masticándolo antes de tragarlo o bien preparar una mezcla con agua tibia y pulpa de sábila licuada y se hacen gárgaras. El líquido se puede tragar para conseguir una penetración más profunda en la garganta. Se puede hacer de manera frecuente este tratamiento.

Como alivio temporal para la **apendicitis** se puede tomar ½ vaso mediano de jugo de sábila, repose y acuda lo más pronto posible con su médico.

Cuando se sufre de **aploplejía** o **parálisis facial** se puede comer la sábila dos veces al día, es decir, por la mañana y por la noche y realizar ligeros masajes con la sábila en la zona afectada, este tratamiento debe realizarse durante un mes, y la toma del jugo y los masajes por tres o cuatro meses, ya que los efectos curativos serán lentos, pero efectivos.

La sábila está indicada en casos de disminución del riego sanguíneo, especialmente en los casos de personas afectadas por **arteriosclerosis**, **ateroesclerosis** e **hipertensión**, por su poder purificador de la sangre. También estimula la oxigenación de los tejidos, aumentando la elasticidad y el retraso del envejecimiento. Al mismo tiempo es un regulador de la tensión. Ingiera pulpa de sábila, dos o tres trozos pequeños al día (no más de 3 a 4 centímetros al día), o bien ingerir un jugo de sábila durante el día, muy pronto notará los resultados.

La sábila contiene un antinflamatorio similar a la cortisona, pero sin sus efectos negativos. Comer un poco de pulpa de sábila cada día, aleja el dolor de las **articulaciones**. Puede ingerir también ajo, vita-

mina C y propóleo de abeja y realizar aplicaciones
de pomada de sábila con eucalipto para desinflamar y aliviar la zona. Cuando se presenta la artritis
es conveniente ingerir dos cuadros pequeños de
sábila (1 centímetro máximo) cuatro veces al día.
También para aliviar los síntomas de esta enfermedad se puede aplicar sábila asada o cruda sobre la
zona afectada, así como ingerir 1 vaso de néctar de
arándano con sábila al día (120 ml a 180 ml).

Un remedio muy antiguo para el **asma** es cocer
trozos de hoja de sábila en una olla, respirando el
vapor o fregando las fosas nasales con un poco de
jugo e inspirándolo, de esta manera se reducen las
molestias de esta enfermedad. Se puede ingerir
también un vaso de jugo de sábila (120 ml) al día.

Otro remedio para el **asma** y la **bronquitis** es
frotar varias veces al día el pecho y espalda con
pomada de sábila y eucalipto, extracto activador de
sábila, pulpa de sábila con un poco de miel, esta
mezcla se unta cada dos o tres horas para descon-
gestionar los pulmones, además de ingerir miel y
propóleo con extracto activador con gel de sábila
durante el día y si no se puede respirar por la nariz
aplicar dos gotas de jugo de sábila en las fosas
nasales. También puede ingerir jugo de sábila (120
ml) para desinflamar y reforzar el sistema inmunológico.

Barros, bronquitis, bursitis.

Cuando molesta un **barro** enterrado en las asentaderas o en cualquier parte del cuerpo se frota sábila caliente hasta que se reviente el grano.

Para la inflamación en los músculos, tendones y huesos conocida como **bursitis** se recomienda ingerir 1 ½ vasos de néctar (180 ml), o jugo de sábila, o bien 2 trozos de 1 centímetro cada uno de sábila al día. Se pueden aplicar frotaciones de pomada de sábila y eucalipto.

Calambres musculares, calentura, calvicie, cáncer, cándida, carnosidad en los ojos, caspa, cataratas, catarros, celulitis, ciática, cicatrices, cirrosis, cistitis, cólicos, colitis, comezones de todo tipo, congestión intestinal, congestión nasal, contusiones.

Como remedio efectivo para los **calambres** que preceden y acompañan a la **menstruación** se debe ingerir un poco de jugo de sábila mezclado con jugo de frutas, tomar este remedio en la mañana y noche, antes y después del periodo menstrual. También para los **calambres** o **dolores musculares** lo recomendable es tomar jugo de sábila (120 ml) al día y complementarlo con la ingesta de vitamina E, calcio y magnesio.

La **calentura** puede aminorarse aplicando gel de sábila en la planta del pie y en la frente.

Cuando la **calvicie** es causada por acumulación de grasa en los poros del cuero cabelludo o la seborrea, puede ser tratada con champú de sábila, dando un suave masaje y manteniéndolo por algunos minutos. Por las noches también es aconsejable

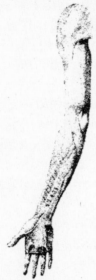

Dolor en brazos, músculos, tendones, articulaciones

aplicar pulpa de sábila directamente sobre el cabello y enjuagarlo al otro día con agua. Puede utilizar fijador de sábila para el cabello para reforzar el tratamiento, como complemento por la noche puede aplicar crema reductora de sábila diluida en gel de sábila manteniéndola 10 minutos en el cuero cabelludo, retire con agua y repita una vez a la semana, además puede tomerse polen de abejas.

Como complemento al tratamiento que esté llevando para el **cáncer de piel** ha de aplicarse el jugo de la sábila, de 2 a 4 veces al día, durante el tiempo que sea necesario. Se ha de tener constancia y paciencia.

Cuando esté llevando tratamiento con radiaciones para el **cáncer**, es benéfico aplicar pulpa de la sábila sobre la parte radiada así como ingerir jugo de sábila (120 ml) al día, además de otros jugos de frutas y verduras, fibra, ajo, propóleo y jalea real, para regenerar más rápidamente los tejidos.

La siguiente receta posee gran fama en las montañas de Judea, pues según cuenta la gente ésta puede curar el **cáncer** de la piel, del cerebro, de la próstata, del pulmón, de la garganta, la **leucemia**, etc., siempre y cuando se utilice como complemento al tratamiento del cáncer.

Cura del cáncer de Fray Romero

- ½ kilo de miel pura de abeja
- 2 hojas grandes o tres pequeñas de la sábila
- 7 a 8 cucharadas de tequila, aguardiente, coñac o whisky

Se quita el polvo y las espinas de la sábila, se corta en pequeños trozos, y se introducen todos los elementos en la batidora, hasta obtener una pasta

viscosa. Se prescribe tomar una cucharada grande
tres veces por día, un cuarto de hora antes de cada
comida, esto durante diez días.

Antes de tomar la preparación se aconseja agitar
bien el frasco y haber pasado varias horas en ayunas con el fin de que el medicamento pueda penetrar fácilmente en todos los tejidos del cuerpo.
Hay que tomar el tratamiento sin interrupción. La
toma del contenido de un tratamiento puede durar
unos diez días o algo más (depende del tamaño de
las plantas utilizadas, de la cuchara de sopa que se
usa, etc.). No interrumpir la toma del tratamiento
hasta su consumo total (aunque parezca que hay
síntomas de mejoría). Este tratamiento se puede
repetir después otra vez.

La cura purifica el organismo por medio de la
miel, alimento que llega a los órganos más alejados;
la sábila por su parte tiene un gran poder cicatrizante y el alcohol dilata los vasos sanguíneos. De
este modo la sangre se purifica lentamente en diez
días. Se advierte que si después de haber tomado
la cura, salen abscesos en la piel, es buena señal, ya
que la sangre se está purificando. Además no debe
alarmarse si se presenta el vómito.

Tras cada tratamiento, pueden existir cinco hipó-
tesis:

1. *El cáncer sigue creciendo*: No hay todavía ningún síntoma de curación. Volver a tomar otro tratamiento.

2. *Después de la toma de dos tratamientos, el cáncer sigue creciendo*: Se debe doblar la dosis. Dos cucharadas soperas, por la mañana, a mediodía y la cena. Y así otra vez de nuevo, si es preciso, hasta que deje de crecer el cáncer.

3. *El cáncer ya no crece, se ha detenido*: Tomar otro tratamiento normal. O sea, en caso de que se hubiese doblado antes la dosis, volver a tomar una sola cucharada sopera por la mañana, mediodía y cena.

4. *El cáncer disminuye*: Hacer un nuevo tratamiento de diez días, y repetirlo si es necesario hasta que desaparezca del todo.

5. *El cáncer ha desaparecido del todo*: Son muy frecuentes los casos en que ha bastado una sola unidad de tratamiento para que se haya eliminado totalmente el cáncer. Entonces se pueden hacer dos cosas: o bien cesar definitivamente el tratamiento o bien tomar todavía un nuevo tratamiento más, como prevención al menos para un año.*

* Es recomendable abstenerse de comer carne lo más posible durante el tratamiento, por lo que deberá llevarse a cabo una alimentación de sólo verduras y frutas. Por último, se puede tomar también un tratamiento, aun cuando no se tenga ningún síntoma de cáncer, a modo de simple prevención. Un solo tratamiento asegura la ausencia de contracción del cáncer de un año aproximadamente.

Para aliviar el **cansancio** lo más recomendable es una alimentación sana con bastantes carbohidratos, proteínas y grasas, como complemento puede ingerir un licuado de fibra con un trozo de 4 centímetros de sábila o bien puede tomar un vaso de jugo, gel o néctar de sábila (120 ml) al día.

En el caso de la **carnosidad en los ojos** se puede aplicar dos gotas de jugo o extracto activador de sábila diluidas en agua destilada, esto se hace antes de dormir por la noche; posteriormente, cada seis horas. Pueden presentarse molestias como las lagañas por la mañana; sin embargo, se debe continuar con el tratamiento hasta que disminuya la carnosidad. Las **cataratas** pueden provocar la pérdida progresiva de la visión, para mejorar esta situación de enfermedad en los ojos puede aplicarse dos gotas diluidas con agua destilada o hervida.

Cuando se presentan los síntomas del **catarro** nada más efectivo que la aplicación de sábila asada con algunas hojas de eucalipto o bien la pomada de sábila con eucalipto, esta cocción puede untarse cada seis horas en la frente y la nariz, en esta última a fin de humectarla por tantas fricciones provocadas por uso del pañuelo. Este remedio también se puede aplicar en la zona de la espalda baja y hasta las piernas cuando se produce el dolor de **ciática**. Como complemento puede ingerir propóleo, vitamina C y algún jugo de sábila (120 ml), además puede ingerir vitamina B_1, B_{12} y E.

Cuando los bebés lloran incesantemente y tienen la "colita" roja e irritada nuestras abuelas decían que el niño tenía **chincual** para proporcionar alivio a esta zona basta con cortar un trozo pequeñito de la punta de una hoja tierna de sábila. La hoja debe mantenerse inclinada para drenar la sabia, después debe pelarse y usar sólo el gel, unas cuantas aplicaciones ayudaran al bebé.

Para la reducción y posible eliminación de **cicatrices**, se ha de aplicar jugo o pulpa de sábila por la mañana y por la noche. Son necesarios algunos meses de aplicación, no se impaciente. La vitamina E, es también muy efectiva, y se puede combinar con ella.

Si la sábila se usa con regularidad, es efectiva para reducir gradualmente las **cicatrices** que produce el **acné**. Aplique diariamente por la mañana y por las noches, cuidando de no tomar demasiado el sol.

La **cirrosis hepática** es una enfermedad del hígado y es provocada por el exceso de alcohol, aunque también puede ser por hepatitis y una mala nutrición. Para ayudar al hígado y desintoxicarlo nada como un vaso de jugo de sábila mezclado con jugo de naranja o de uva (120 ml), éstos se pueden alternar durante tres días. Puede también ingerir un licuado de fibra con proteínas vegetales y tres centímetros de sábila.

Cuando se produce la inflamación de la vejiga y es provocada por la bacteria llamada E. coli se puede presentar la llamada **cistitis**, para aliviar algunos de los síntomas puede ingerir propóleo, ajo y mucho agua, así como 1½ vaso de jugo de sábila con néctar de arándanos (180 ml) bien diluidos en agua.

Para reducir el **colesterol** se recomienda 1¼ vaso de jugo de sábila al día.

Muchas ocasiones podemos confundir la **diarrea** con los síntomas del **cólera**, por lo que es necesario acudir al médico lo más pronto posible, como suero puede tomarse jugo de sábila diluido en bastante agua sólo una cucharada por hora.

Los síntomas de la **colitis** se manifiestan con una inflamación del colon o del intestino grueso, para aminorar los síntomas se puede comer mucha fibra, arroz y trigo integral, manzanas, papaya y zanahorias, así como eliminar los irritantes como el café, el refresco, el chile y los condimentos, como tratamiento alterno ingiera un trozo de 4 centímetros de sábila en ayunas durante 20 días o si lo prefiere un vaso de jugo diario (120 ml).

Para fortalecer y desinflamar la **columna vertebral** nada tan efectivo como aplicar fomentos fríos y calientes 10 minutos cada uno con un espacio de 10 minutos, realizar ejercicios adecuados, así como ingerir sábila en trozos pequeños o en jugo (120 ml) para desinflamar. Así también puede aplicar pomada de sábila con eucalipto cada tres horas.

Cuando se siente **comezón de jockey**, que es una molestia en la parte interna de las piernas, causada por el calentamiento y fricción, se favorece la irritación. Si se aplica sábila dos veces al día entre las piernas, generalmente desaparecerán en un día o dos estas molestias.

Para la **conjuntivitis** se pueden aplicar dos gotas de jugo o extracto activador de sábila cada cuatro horas. Como complemento puede tomarse también un poco de jugo de sábila.

Depresión, dermatitis, desodorante, diabetes, dientes, disentería, disfunciones intestinales, dolores en general.

La **depresión nerviosa** puede ser causada por muchos factores; sin embargo, para aliviar cualquier tipo de depresión y fortalecer el cerebro se recomienda un licuado de fibra con sábila sustituyendo una comida, ingerir ginseng y ¾ de vaso de jugo de sábila (100 ml). Es conveniente buscar ayuda inmediata de un psicólogo.

Para aliviar los síntomas de la **dermatitis alérgica** se recomienda aplicar propóleo con sábila en la zona. Puede también ingerir un vaso de jugo de sábila (120 ml) como complemento al tratamiento. Otro remedio para la **dermatitis alérgica** es aplicar una mezcla de sábila con propóleo sobre la zona afectada, o bien también la ingestión de jugo de sábila puede ser un excelente alivio a los síntomas.

Una de las muchas propiedades de la sábila es absorber y reducir el olor corporal por ello es un efectivo **desodorante** natural. Por lo cual es recomendable para aquellas personas que son alérgicas al desodorante comercial. Se recomienda ingerir un trozo pequeño, todas las mañanas o bien utilizarlo como los cazadores africanos quienes todavía frotan la pulpa de la sábila en sus cuerpos para reducir la transpiración y su olor.

Cuando se presenta la **deshidratación** y la **diarrea** lo más conveniente es actuar de inmediato y acudir al médico, también puede utilizar como auxiliar el suero de sábila tomándolo durante el día.

En el caso de la **diabetes**, es necesario mantener vigilancia médica al ingerir la pulpa de la sábila, ya

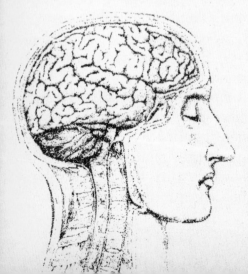

Dolor de cabeza, congestión nasal, estrés

que el tratamiento requiere constancia y que se ingiera en ayunas, lo que hará que el páncreas produzca la insulina necesaria para su buen funcionamiento. Puede tomar una pequeña cantidad hasta no exceder de 4 centímetros o un vaso pequeño de jugo al día.

Un excelente jarabe contra **diarreas** y **cólicos** intestinales es el siguiente:

Antidiarrea

- 25 ml de tintura de sábila
- 100 gr de miel
- 0.25 ml de tintura de belladona

Se mezclan bien los ingredientes hasta obtener un fluido semilíquido, y se administra una cucharada por la mañana y una por la tarde, hasta que cesen los síntomas. Algo muy importante es que a los niños ha de rebajárseles la dosis, es decir será una cucharadita cada vez.

Como remedio preventivo de las **caries** y proteger a los **dientes** de los elementos agresivos que les desgastan el esmalte a lo largo del tiempo, puede utilizarse un trozo pequeño chupado de sábila, este remedio también puede utilizarse cuando los dientes sangran y estén hinchados, así como para disminuir el **dolor de muelas** y rebaja los **flemones**.

Una recomendación en los casos de problemas **bucales, llagas y heridas** por extracciones, **gingi-**

vitis o **estomatitis**, se molerá la pulpa, manteniéndola en la boca todo el tiempo que sea posible y procurando que permanezca en contacto con la zona afectada. Otra variante para los **abscesos periodontales** es enjuagarse con extracto activador de sábila, se mantiene 15 segundos o bien realizar lavados con una jeringa llena de extracto.

Una excelente pasta de **dientes** puede prepararse con una mezcla de gel de sábila y 10 gotas de propóleo, lavar los dientes a diario después de cada comida. Otra variante para preparar la pasta dental es la siguiente:

Pasta dental de sábila

- 5 cm de pulpa de sábila
- ½ cucharada de bicarbonato
- 1 cucharada de propóleo

Se mezclan perfectamente los ingredientes y se procede a dar un ligero masaje por las encías y los dientes. Esta receta la debe preparar cada vez que la vaya a utilizar.

Cuando se presenta la **dentición** en los bebés el frotar un poco las encías con un trozo de gel de sábila aminorará el dolor y madurará la zona para que brote el nuevo diente.

Para las **disfunciones** del aparato genital femenino provocado por **candidas**, **tricomonas** y otras **infecciones** o **irritaciones vaginales**, cuyos síntomas son ardor, comezón y aumento del flujo o moco cervical, desaparecerán introduciendo un trozo pequeño de pulpa de sábila, y dejándolo actuar durante toda la noche, con un día o dos de tratamiento, la infección desaparecerá. A manera de prevención, se puede también usar la sábila a modo de lavados vaginales con agua tibia.

Cuando los niños presentan síntomas de **dislexia** se les puede dar un vaso pequeño de jugo de sábila diluido con algún jugo de frutas y jalea real.

El **debilitamiento** de las piernas y músculos de la espalda puede causar **distrofia muscular**, razón por la cual se puede ingerir un licuado nutricional de fibra sustituyendo una comida, comer ajos y ½ vaso de jugo de sábila a fin de obtener todos los nutrientes como el calcio, las vitamina E, A, B$_1$, B$_{12}$ y el germanio.

La **diverticulitis** causa estreñimiento y dolores intensos en la parte baja del abdomen, para aliviar algunos síntomas de la enfermedad se puede ingerir jugo de sábila diluido en agua.

Para los **dolores musculares, torceduras y articulaciones adoloridas** la sábila es un excelente aliado por ser inhibidor del dolor. Cuando se aplica sobre la piel se alivia el dolor rápidamente, y se debe aplicar sobre la piel limpia. Se calienta una hoja, se corta y se aplica en la parte manteniendo el contacto de la pulpa sobre la zona a tratar durante el mayor tiempo posible.

Para el **dolor de cabeza** y la **sinusitis** se puede
aplicar un trozo de hoja, esto es sobre la frente, y se
frota suavemente. Se deja actuar durante unos minutos; otra manera de utilizar la sábila es humede-
cer una gasa con su jugo y dejarlo sobre la frente.
Si el dolor de cabeza, es causado por presión de
sinusitis, entonces la gasa debe cubrir la zona nasal.
Otro remedio para aminorar el dolor de cabeza es
tomar un vaso de jugo de sábila con néctar de
arándanos (120 ml) al día.

Para los **dolores internos** como en el **pecho** y el
pulmón, se puede utilizar sábila asada, la hoja se
corta por la mitad y se agrega sal y se coloca lo más
caliente que se soporte sobre la parte que se quiera
aliviar.

Nada como una loción-crema para **dolor muscular** y **desinflamar los músculos** después de realizar
ejercicio como la siguiente:

Loción-crema de sábila

- 10 cm de pulpa de sábila
- 30 ml de aceite de eucalipto
- 10 ml de aceite de hueso de chabacano
- 5 ml de aceite de ajonjolí
- 10 ml de aceite de lanolina
- 20 ml de aceite mineral

Se mezcla todo perfectamente y se envasa. Cada
vez que sienta una molestia en los músculos y sea

provocado por un esfuerzo en el ejercicio puede untarla y procure descansar un poco.

Edema, enfermedades de las encías, epidermitis, embarazo, embolia, erisipela, erupciones, esclerosis múltiple, esguinces, estrías, estreñimiento.

La mujer durante el **embarazo** necesita proveerse de una buena cantidad de nutrientes, ya que el pequeño ser que lleva dentro los toma de la madre, así un vaso de jugo de sábila ayudará a mantener los niveles de calcio y demás nutrientes equilibrados. Además de que la piel de los dos se verá beneficiada. Para aliviar los **dolores de espalda** puede aplicar la pomada de sábila con eucalipto. Para las **agruras** e **indigestión** estomacal puede tomar un poco de jugo de sábila disuelto en agua 30 minutos antes de cada comida.

Una **embolia cerebral** y el **enfisema pulmonar** pueden prevenirse o aliviarse consumiendo jugo de sábila con naranja, lo más importante es mantener la vigilancia médica.

Cuando se manifiesta la **erisipela** nada más efectivo para aliviar la piel de los síntomas que las aplicaciones de sábila con propóleo.

Las erupciones provocadas por **escarlatina** y el **eritema infeccioso** pueden ser aliviados con sábila fresca, así como ingerir jugo (120 ml) o un trozo de 3 cm de sábila.

La **esclerosis múltiple** o **múltiple esclerosis** puede provocar severos daños en las células nerviosas, por lo cual un vaso de jugo de sábila (120 ml) es de gran ayuda para las células dañadas.

Para **estabilizar el sistema digestivo** se recomienda ingerir el té de sábila, tomarlo como agua de tiempo.

Un excelente bálsamo para **erupciones** e **irritaciones de la piel** es el siguiente:

Crema para erupciones

- 50 gotas de tintura de sábila
- 100 gr de crema para la piel (sin aroma)
- 50 gotas de tintura de hammamelis

Se mezclan bien todos los ingredientes hasta formar una pomada homogénea, que se aplica sobre toda clase de raspaduras, granos, etc. Es ideal contra la comezón de las enfermedades eruptivas como el sarampión, varicela, rubéola y otras.

Para los edemas (hinchazón) por acumulación de líquidos, ojeras o bolsas debajo de los ojos y los edemas acuosos de los pies y manos, la aplicación del siguiente remedio les será muy útil:

Crema desinflamante

- 25 ml de tintura de aloe
- 100 gr de miel cristalizada
- 30 gr de fécula de maíz

Se mezclan los ingredientes hasta formar una pasta homogénea y se aplica en forma de compresas sobre las áreas afectadas, repitiendo la operación dos o tres veces por día hasta que el edema desaparezca.

La **epilepsia** es una enfermedad de origen nervioso-cerebral, para reforzar el sistema nervioso se debe consumir jalea real, un licuado nutricional de fibra y 200 mg de vitamina C al día y complementar con un vaso de néctar de sábila (120 ml) al día.

Para después del parto la sábila alivia los dolores de la **episiotomía**, facilitando la recuperación del anillo vulvar. Puede aplicarla asada y mantenerla el mayor tiempo posible en la zona.

Como prevención de una **embolia cerebral** y del **aneurisma** en las arterias se recomienda mantener una alimentación sana y nutritiva, baja en sodio, deberá tomarse vitamina C, jalea real, ajo, lecitina y algún jugo de sábila con naranja a fin de mantener los vasos sanguíneos fuertes.

Para tratar el **enfisema pulmonar** es necesario mantenerse en lugares con aire puro como el campo, tomar vitamina C y E, ajo, lecitina y proteínas y como complemento un vaso pequeño de jugo de sábila para desintoxicar el cuerpo.

El **envejecimiento** puede atenuarse y la **longevidad** puede mantenerse llevando una alimentación sana y complementándola con gingsen y/o jalea real, vitamina C y jugo de sábila.

Durante la **escarlatina** la baja de defensas es el factor que permite la manifestación de esta enfermedad; por ello, para combatirla, nada mejor que los antibióticos naturales como el propóleo de abeja, la vitamina E y el jugo de sábila (120 ml) al día o bien la pulpa o extracto de sábila untado en las erupciones cutáneas.

Cuando se presenta un enrojecimiento en las mejillas a manera de ámpulas se dice que se tiene **eritema infeccioso**, esta enfermedad provoca dolor de cabeza, comezón o prurito; ésta es causada por una baja en el sistema inmunológico por lo cual se recomiendan los antibióticos naturales como el propóleo, el ajo y la sábila. Puede ingerir un vaso de jugo de sábila (120 ml) al día, así como aplicar la pulpa o extracto de sábila en la zona afectada.

Para aliviar el **estreñimiento** y los **trastornos estomacales** se puede tomar la sábila en forma de jugo disuelto en un poco de agua (120 ml) al día, licuados de fibra con sábila; o bien si lo prefiere puede ingerir el siguiente licor:

Licor estomacal

- 1 gr de jugo de sábila
- 4 gr de cálamo aromático
- 2 gr de canela en rama

- 1 gr de clavos de especia
- 30 gr de flores y raíz de angélica
- 2 gr de mirra
- 1 gr de vainilla
- 0.25 gr de nuez moscada
- 0.25 gr de azafrán
- 1 litro de vino
- 500 gr de azúcar
- ½ litro de agua

Todos estos ingredientes se echan en una botella y se dejan en maceración en el vino durante 15 días. Luego se filtra el alcohol, y se le añade el azúcar previamente disuelta en ½ litro de agua. Este licor será un excelente digestivo tomando una copita después de las comidas.

El **estrés** puede ser el causante de una baja en las defensas, por lo cual lo mejor es mantener una actitud positiva, una alimentación adecuada en donde se mantengan equilibrados los requerimientos nutricionales diarios, así como mantener un descanso adecuado y el ejercicio diario. Puede tomar como complemento a fin de proteger el sistema inmunológico jalea real, polén de abejas, ginsen y un vaso de jugo de sábila (120 ml) al día.

Para evitar la aparición de **estrías** durante y después del embarazo es necesario aplicar la pulpa o bien el jugo de sábila en el abdomen, los glúteos y

los muslos. Es recomendable comenzar la aplicación desde que el vientre comienza a crecer y alternar el tratamiento con aplicaciones de miel y
yoghurt natural, o aceite de oliva, o vitamina E.

Si se tiene la sensación de estar llenos, después
de un **exceso** de alcohol o se tiene **ardor de estómago** por una mala combinación de alimentos, se ha
de masticar un buen trozo de sábila en la boca,
hasta que se deshaga, y después se debe tragar.
Puede realizar un ayuno también con una mezcla
de jugo de naranja o de uva y jugo de sábila, este
preparado lo puede tomar durante 1 a 3 días, así
también es recomendable un poco de jalea real
como complemento.

Otro remedio también para los **excesos** del taba-
co, bebidas, café y otros irritantes, es realizar baños
de vapor diario durante 3 o 5 días, así como ingerir
la siguiente receta, a fin de expulsar las toxinas.

Remedio para los excesos

▪ 100 ml de tintura de sábila
▪ 5 gr de nuez moscada en polvo

Se mezclan perfectamente y se envasan, se administran en dosis de diez gotas, en una taza de agua,
tres veces por día, hasta que cesen los síntomas por
completo.

Fiebres, forúnculos, flatulencias.

Cuando la temperatura corporal sube por arriba de lo normal (36 a 37.2°C) se manifiestan los síntomas como **fiebre**, ésta puede llegar a causar convulsiones y serios daños cerebrales cuando sube a 41°C, lo más indicado es acudir lo más pronto posible al médico e ingerir suero de agua con sal o bien un vaso de jugo de sábila para hidratar y reforzar al organismo.

En el caso de la **fiebre reumática** la infección es causada por una bacteria llamada estreptococos y se presenta principalmente en los menores de 4 a 18 años, lo más recomendable es tomar antibióticos naturales y qué mejor que un vaso de jugo de sábila (120 ml) al día por todos los agentes antibacterianos que contiene la misma.

Para la inflamación de las paredes de las venas mejor conocida como flebitis se recomienda ingerir un trozo de dos centímetros de sábila, así como la aplicación del jugo en las piernas que es la zona donde las venas varicosas pueden empeorar la situación, este remedio se puede usar como medida preventiva combinada con un poco de ejercicio.

Gangrena, gases, gastritis, glaucoma, gota, gripe

Para las molestias en el abdomen y el estómago, así como los **gases** producto de la fermentación de algunos alimentos, el mejor digestivo para estos casos es un poco de jugo de sábila disuelto en un té y se recomienda una pequeña caminata después de comer para estimular la digestión.

La **gastritis**, las **úlceras** y la **colitis** pueden ser causados por excesos de alcohol, café, alimentos condimentados, frituras y por el estrés diario. Para reducir las molestias debe cambiarse el tipo de alimentación y además ingerir la pulpa de sábila 4 centímetros diarios disueltos en agua (120 ml) al día.

Para combatir el dolor en la **garganta** se pueden realizar gárgaras con extracto activador de sábila, tres veces al día.

Cuando el exceso de **ácido úrico** o la gota se manifiesta como una inflamación en los dedos del

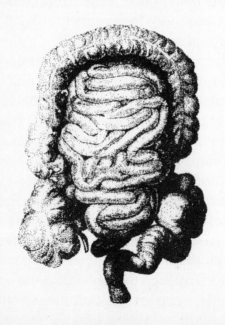

Dolor de estómago, colitis nerviosa, gastritis

pie y las manos, un trozo de 3 centímetros de sábila y 50 o 60 cerezas al día serán el remedio justo para aminorar los cristales de ácido úrico en las articulaciones.

Las infecciones en las vías respiratorias como la **gripe** son el resultado de un bajo nivel de defensas en el sistema inmunológico, razón por la cual ingerir antibióticos naturales como el ajo, el propóleo o bien un poco de jugo de sábila o consumirla en alguna bebida o ensalada harán la diferencia entre padecer estas afecciones o mantenerlas alejadas.

Halitosis, hemorroides, hepatitis, heridas, herpes genital, herpes zoster, hipertensión, hipo, hongos.

La **halitosis** puede ser aminorada ingiriendo un trozo de sábila de 3 a 4 centímetros aproximadamente, esto en ayunas, o bien mezclar el jugo de sábila con el jugo de alguna fruta. Y aunque la sábila es un poderoso desodorante, se debe mantener una perfecta higiene bucal.

Para las **hemorroides** y las **almorranas** se pueden ayudar a aminorar sus síntomas ingiriendo un trozo de pulpa por la mañana y/o introduciendo en el recto un trozo después de evacuar o bien usar la sábila en forma de supositorios hechos con bolas de algodón empapadas en el jugo de sus hojas. Si fuera exterior la hemorroide, además de ingerir la sábila, se ha de colocar un trozo de hoja abierta, cubriéndola totalmente. Este tratamiento debe realizarse en forma continua hasta la desaparición total de la misma. Otro excelente remedio que se recomienda para las **hemorroides** es utilizar un poco de jugo de sábila en una jeringa sin aguja y depositar el contenido en el recto, se puede utilizar también un ungüento de sábila para que se refuerce la acción curativa de sus propiedades.

Para las **heridas y cortadas** se limpia la herida, para evitar posibles infecciones, se aplica la pulpa sin pelar y se fija firmemente con una venda.

Para calmar la **ansiedad**, la **angustia**, el **estrés**, la **hiperactividad**, la **hipertensión** y el **hipertiroidismo**, se puede ingerir ½ vaso de jugo de sábila por las mañanas. Este remedio es efectivo para estas afecciones debido a que por el consumo de la sábila se ayuda al metabolismo celular.

Un remedio efectivo para el **hipo** es beber a sorbos un poco de jugo de sábila.

Una **fractura** en los **huesos** puede ayudarse a sanar ingiriendo sábila en trozos o en jugo (120 ml) al día, esta cura mágica se debe a su gran contenido en nutrientes, importantes para la regeneración del tejido celular.

Para aliviar los pies de los molestos **hongos** puede aplicar la siguiente receta:

Antihongos

- Pulpa de sábila
- Bicarbonato de sodio

Previamente se habrá lavado y secado los pies. Se mezclan en partes iguales y se aplica sobre los dedos y planta del pie. Se cubre con una gasa y se mantiene toda la noche. Al día siguiente puede aplicar una mezcla de extracto activador de sábila con tres gotas de propóleo y cubrir con el calcetín o media de algodón, como medida de higiene debe desinfectar sus zapatos.

Otra variante para los hongos de los pies y uñas puede ser aplicando la siguiente mezcla:

Crema para hongos

- 5 cm de pulpa de sábila
- 2 aspirinas

Se muelen perfectamente las aspirinas y se mezclan con la pulpa. Esta crema se aplica en las uñas de los pies y se cubre con un curita o gasa y se deja durante toda la noche, esta mezcla se aplica algunos días.

Ictericia, indigestión, infección en la sangre, infecciones de la vejiga y de los riñones, infecciones por levaduras, insomnio, insuficiencia arterial.

Cuando existe una **infección en la piel**, las bacterias, hongos y virus se propagan rápidamente produciendo pus, inflamación y llagas, para reducir el dolor y la inflamación en la zona se puede ingerir y aplicar jugo de sábila. Se pueden realizar lavados con jabón de sábila para que el resultado sea más efectivo.

Para el **insomnio** puede tomarse algún jugo de sábila para tranquilizarse o bien ingerir un excelente remedio como el siguiente té:

Té dulces sueños

- 100 ml de tintura de sábila
- 5 gr de nuez moscada en polvo

Se mezclan los ingredientes, se envasa y se mantiene en un lugar fresco y seco. Y se administra en dosis de diez gotas en una taza de agua, tres veces por día, hasta que cesen los síntomas por completo.

La sábila es un purgante vigoroso de rápida acción que incide sobre el **intestino grueso**, por lo que puede tomar el jugo de la sábila disuelto en agua, ya que el jugo de la pulpa es un laxante suave.
Keratosis folicularis.

Para las enfermedades en el cabello como la **keratosis folicularis** el mejor remedio es aplicar la pulpa de la sábila directamente sobre el cuero cabelludo y mantener durante 30 minutos, se procede a enjuagar con agua y se cepilla el cabello para quitar algún sobrante de sábila y que no dé mal aspecto.
Laringitis, lepra, leucemia, llagas, lupus, luxaciones.

Nada más efectivo que aplicar un poco de jugo de sábila para las llagas o úlceras en los pezones de las madres cuando amamantan a su bebé. Para evitar estas molestias, también se puede aplicar durante el embarazo el jugo de la sábila.

Mal aliento, malestar intestinal, mal de parkinson, manos ásperas, manchas en la piel, manchas congénitas, meningitis, menstruación, miopía, mordeduras de serpientes, músculos adoloridos.

Para el **malestar intestinal** puede tomarse una infusión con la raíz de sábila: se hierve durante 10 minutos en un litro de agua y se toma como agua de tiempo.

El **mal del parkinson** no se cura, por ser una enfermedad del sistema nervioso, por lo cual para reforzarlo en esta enfermedad se puede tomar ½ vaso de jugo de sábila.

Para las **manchas** en la piel que suelen aparecer con la edad se debe aplicar el jugo de la sábila dos veces al día, estas aplicaciones deben de mantenerse durante algunos meses.

Para evitar los **mareos** del viaje en el coche o barco nada como una infusión de sábila:

Infusión antimareos

- ½ cucharadita de polvo de sábila
- 1 taza de agua

Se prepara la infusión y se bebe a sorbos.

Para favorecer el comienzo de las **menstruaciones** con retraso, se toma la sábila en forma de jugo disuelto en un poco de agua. Este remedio también

se puede tomar antes y después de la menstruación
sobre todo para **desinflamar** el vientre, así como
evitar el dolor producido por los **cólicos**. También
se pueden realizar aplicaciones de una mezcla de
sábila asada con eucalipto y aplicarlo sobre el abdomen.

Otro remedio para regularizar la menstruación
es preparar un jarabe con la pulpa de la sábila,
tomarlo a cucharadas tres veces al día.

Se dice que si el gel se frota en la cabeza alivia las
migrañas y "enfría el cerebro".

Un viejo remedio para los **músculos adoloridos**
es aplicar la sábila durante media hora sobre el área
adolorida.

Nauseas, nefritis, nervio adolorido.

La inflamación en los riñones conocida como
nefritis puede ser tratada con jugo de sábila y
néctar de arándanos diluido en un vaso con agua,
este remedio previene también las **infecciones por
bacterias**, sobre todo las que provienen del tracto
digestivo.

Para un **nervio adolorido** que ha producido **en-
tumecimiento**, la aplicación diaria de jugo o pulpa,
sobre la zona, restaura por entero la sensación de
movilidad en dos o tres meses. Este remedio actúa
también hasta en caso de pérdida de la sensibilidad
años atrás, aunque debe considerarse que su uso
sólo da buenos resultados cuando el tratamiento ha
sido aplicado durante algunos meses.

Obesidad, olores (supresión del mal olor en las úlceras), enfermedades de los ojos, oídos, osteoporosis.

Los ojos son uno de los órganos más delicados del cuerpo y pueden desarrollarse enfermedades como la **conjuntivitis, glaucoma, carnosidad, hemorragias** y **cataratas**, por lo que para éstos, dos gotas de jugo de sábila aliviarán el dolor y permitirá que se queden relajados en unos cuantos minutos. Lo anterior también se puede aplicar para aliviar el dolor en los oídos. Con anterioridad ya se habrán lavado los ojos con agua hervida o té de manzanilla. Para los **ojos** cansados y con inflamación en los párpados es frotarse los párpados con un trozo de sábila. Otro remedio para la **inflamación de los ojos** es lavar la sábila y destilarla, a cuatro cucharadas obtenidas de lo anterior se le agrega un pedacito de piedra lipis hasta que tome un color ligero, se retira la piedra y se echan las gotas lentamente en los ojos, esto se realiza tres veces al día.

Para la **osteoporosis** se comerán dos veces al día, 4 centímetros de pulpa de sábila o bien un vaso mediano de jugo de sábila (90 ml), en ayuno sobre todo por todas las propiedades regenerativas y nutrimentales de la misma planta, ya que como se mencionó anteriormente provee un importante aporte en vitaminas, lo que ayuda a asimilar el calcio, y así sea más pronta la recuperación del tejido, aun cuando ya se haya perdido; es de suma

importancia mantener la constancia en el tratamiento.

**Paperas, parásitos intestinales, pecas seniles, pe-
lagra, pezones estriados, picaduras, pie de atleta, piedras, piel seca, piorrea, pólipos, presión
alta, problemas del páncreas, prostatitis, psoriasis, pulmones.**

Las **paperas** son una infección viral que afecta a
las glándulas parótidas que se localizan entre la
mandíbula y el oído y se presentan en los niños de
3 a 16 años. Se recomienda descanso, muchos líquidos y tomar antibióticos naturales como el jugo de
sábila con propóleo para desinflamar y disminuir
las molestias.

Los **parásitos** y las **lombrices** en el estómago de
los niños pueden ser desalojadas con una purga
de jugo de sábila con un poco de agua, se toma por
las mañanas en ayuno.

Cuando las personas se alimentan mal y se basan
en el consumo del maíz, pero además existe una
falta de nutrientes como las vitaminas del complejo
B y las proteínas, la enfermedad llamada **pelagra**
puede desarrollarse, para eliminarla se puede ingerir un vaso de jugo de sábila, fibra, polén de abejas
y una alimentación a base de granos ricos en minerales.

Para la **picadura** de cualquier insecto, se debe
aplicar lo más pronto posible, un trozo de pulpa de

sábila en la zona afectada, que deberá estar previamente desinfectada, se envuelve con una venda, se cambia de tres a cuatro veces al día y se realiza

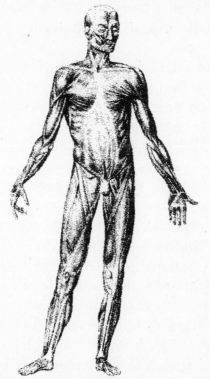

Músculos   doloridos, fracturas, ciática

durante dos o tres días. La rápida acción desinflamante de sus propiedades se notan gradualmente con la reducción del dolor y una rápida recuperación. También puede aplicar una mezcla de sábila con propóleo o jojoba. Para la **alergia del piquete**

se recomienda jugo de sábila disuelto en un vaso de
agua. Cuando es una picadura por víbora o ser-
piente lo más recomendable es acudir al médico y
no mover la parte mordida. Puede ingerir jugo de
sábila disuelto en agua y propóleo por sus cualidades antibióticas.

El **pie de atleta** es una de las infecciones más
comunes por hongos. Un remedio muy eficaz es la
aplicación de una gasa empapada con jugo de sábila y bicarbonato de sodio, que se coloca alrededor
de los dedos del pie y se deja actuar toda la noche;
además de lo anterior es recomendable mantener
una buena higiene tanto en el cuerpo como en la
ropa y el calzado.

Las **piedras** o **cálculos** en el riñón pueden disol-
verse ingiriendo néctar de arándano con jugo de
sábila (120 ml) al día, además de tomar un vaso de té
de gobernadora una hora antes de cada comida.

Es sorprendente el alivio que se siente, cuando se
realiza un masaje a los **pies**, usando pulpa o jugo
de sábila, otro buen remedio para relajar los pies es
ponerlos en agua caliente y trozos de sábila, frotán-
dolos entre sí. Usted notará un efecto revitalizador
en los mismos.

Un remedio efectivo para aliviar la **piorrea** es
lavar los dientes con pasta hecha con una mezcla
de sábila con propóleo, ésta se aplica varias veces
al día.

Para la **presión alta** se prepara un té de sábila, cociendo una hoja de sábila en dos litros de agua y se beben dos tazas al día.

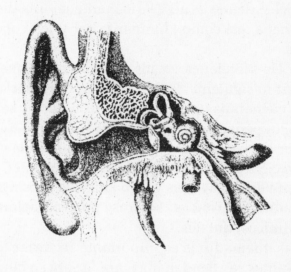

Dolor en los oídos, infecciones, alergias

La **psoriasis** es una afección psicosomática causada por una sensibilidad especial y una vida poco equilibrada en algunas personas. Para el tratamiento de la psoriasis se deben ingerir dos trozos de 2 centímetros de pulpa diariamente en ayuno, así como aplicar pulpa o jugo dos veces al día sobre las zonas afectadas. Este remedio requiere el uso de aceite de oliva o de algún otro hidratante, aplicado con un cotonete para no afectar más la sensibilidad de la piel. Además es necesario mantener una dieta vegetariana, así como eliminar la sal y los condimentos.

Para las afecciones en los **pulmones** se puede preparar lo siguiente: lavar la sábila y destilarla, a cuatro cucharadas obtenidas de lo anterior se le agrega un pedacito de piedra lipis hasta que tome un color ligero, se retira la piedra y se mezcla con leche recién ordeñada y endulzada con miel, se toma un vaso en ayunas y otro antes de acostarse. **Quemaduras térmicas, solares, por radiación o por químicos, quistes.**

En las quemaduras es importante recordar que cuanto antes se atiendan más rápida será su cura y menores serán las cicatrices. Por lo cual, se deberá aplicar generosamente la pulpa de sábila, varias veces al día en la zona afectada, y así se evitará la posibilidad de alguna infección, y se logrará que las células se regeneren y el dolor sea poco o ninguno. Se debe vendar con gasa estéril.

Para las **quemaduras leves**, se aplica el jugo de la sábila directamente en la piel, situación que proporciona el alivio casi inmediato. Para **quemaduras de segundo y tercer grado**, se debe aplicar un trozo de pulpa encima de la herida, de manera que ésta quede perfectamente cubierta y untada, para evitar el sobrecalentamiento de las células, y que éstas calienten a las vecinas, con la consecuencia de muerte por calentamiento celular. Es recomendable refrescar la zona afectada con agua corriente durante 15 o 20 minutos previamente, para que también de este modo se baje la temperatura de la piel, y se impida que siga quemándose la piel por sí misma. Esta simple medida, junto a la siguiente aplicación de la sábila, harán que la recuperación sea rápida y completa.

Otro buen remedio para las **quemaduras** es el siguiente.

Ungüento para quemaduras

- 50 gotas de tintura de sábila
- 100 gr de crema base humectante
- 50 gotas de tintura de caléndula

Se aplica directamente sobre las áreas quemadas, o con una gasa esterilizada.

Para evitar las **quemaduras** por el sol —y el consiguiente riesgo de contraer **cáncer de piel**— es conveniente aplicar la sábila en la piel 20 minutos antes de exponerse a los rayos solares. Y como recomendación recuerde que se debe tomar el sol con precaución y moderación.

Los quistes o tumores benignos son crecimientos fibrosos y anormales de los tejidos y en su interior

poseen un líquido pastoso, éstos pueden presentarse en cualquier parte del cuerpo y pueden obstruir
el paso de algún fluido y entorpecer el funcionamiento de algún órgano; para aliviar los quistes a
flor de piel se puede aplicar sábila con ½ limón
asado partido, se aplica lo más caliente que se
soporte y se cubre con un trapo hasta que se enfríe.
Se debe realizar dos veces al día.

Rasguños, resfriados, roncar, rozaduras, rubéola.

Para los **rasguños** se corta un trozo de la sábila y
se aplica en la zona afectada, esta acción se realiza
suavemente y con frecuencia durante las primeras
24 horas. Este remedio disminuye el dolor y cura
rápidamente las heridas.

Los **resfriados** y la **tos** pueden aminorarse con la
siguiente receta. Se extrae la pulpa de la sábila, se
corta en pequeños trozos y se cuece con flores de
sauco, una cucharada de aguardiente y una clara
de huevo, se mezcla todo perfectamente y se bebe.
También puede preparase a manera de chocolate;
se agrega cocoa o chocolate en polvo a la pulpa, se
agrega una cucharada de azúcar, una yema de
huevo y una taza de agua.

Los **resfriados**, la amigdalitis, la sinusitis crónica,
los pólipos y el fumar pueden ser la causa de **roncar**
durante el sueño, razón por la cual dos gotas de
jugo de sábila antes de dormir despejarán la nariz
tapada. Otro remedio es efectuar gárgaras con jugo
de sábila antes de dormir, se debe tragar el líquido

a fin de limpiar las membranas de la parte superior de la garganta.

Las **rozaduras** que causan los pañales tanto de los bebés como en los adultos, pueden desaparecer aplicando jugo de sábila, una vez que se ha absorbido la misma, se debe hidratar la piel con alguna crema natural.

Sabañones, seborrea, septicemia, sinusitis.

La **septicemia** o **infección de la sangre** puede deberse a una infección por bacterias de los absce-

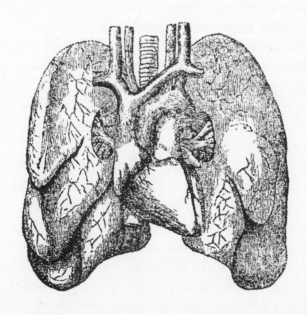

Asma, bronquitis, fiebre

sos, la neumonía o una infección intestinal, lo primero es acudir al médico para atacar esta infección,
como medida preventiva se puede ingerir sábila en
jugo o en ensalada a fin de fortalecer el sistema
inmunológico.

Para aliviar los síntomas provocados por la **sinusitis** se recomienda la aplicación de dos o tres gotas
de jugo de sábila, tres veces o más al día. También
se pueden realizar vaporizaciones de sábila con
eucalipto, así como frotar con esta mezcla el área de
los senos frontales.

**Tabaquismo, tétanos, tendonitis, tiña, torceduras,
tos, tortícolis, tracoma, tuberculosis.**

Cuando se infecta una herida y se sospecha que
existe infección por **tétanos**, lo más prudente es
acudir al médico, puede aplicar sobre la herida
previamente lavada una mezcla de gel de sábila con
propóleo por las cualidades antisépticas que posee
cada uno.

La **tiña** es una afección superficial causada por la
presencia de hongos y es conocida como culebrilla;
esta afección puede ser aliviada con un poco de
jugo aplicado en el cuero cabelludo o con un ungüento de sábila aplicado sobre la piel afectada.
Una vez que se nota el alivio, el tratamiento debe
continuarse durante una semana para prevenir la
reaparición de la misma. Con este remedio el pelo
crece con mayor rapidez cuando se ha exterminado
el hongo.

Para aliviar la **torticolis** se puede aplicar una mezcla de sábila con eucalipto y se frota hasta que desaparezca la molestia.

En caso de **enfermedades de la garganta** como la tos, que no presentan calentura y no permiten pasar los líquidos y la comida con facilidad se puede ingerir té de sábila. El té se puede tomar o bien realizar gárgaras.

La **tuberculosis** es una enfermedad muy contagiosa razón por la cual lo más pronto posible que se pueda la persona infectada debe ser aislada. Para ayudar a sanar lo más pronto posible se debe ingerir néctar de sábila, propóleo, vitamina E y jalea real. Otro remedio para las afecciones de la tuberculosis es preparar lo siguiente: lavar la sábila y destilarla, a cuatro cucharadas obtenidas de lo anterior se le agrega un pedacito de piedra lipis hasta que tome un color ligero, se retira la piedra y se mezcla con agua de lechuga o sauco, alternado un día sí, otro no, y medio vaso de infusión de cardo santo.

Úlcera de duodeno, úlcera péptica, úlceras en las piernas, úlceras, uñas encarnadas, urticaria.

Para las **úlceras** se pueden ingerir 2 centímetros de pulpa de sábila por la mañana en ayunas, y repetir por la noche antes de ir a dormir, este remedio debe de realizarse hasta que los síntomas desaparezcan. Y una vez que la úlcera ha mejorado se reduce la cantidad de sábila a la mitad. Es necesario mantener una dieta baja durante algún tiempo, para volver después progresivamente a la dieta normal. Recordar que para comer la sábila se puede licuar y si se quiere quitar el sabor amargo que da la misma, se ha de cortar por la mitad y lavar el trozo con agua y frotando con los dedos, y una vez licuada, se puede mezclar con cualquier zumo de frutas.

Vaginitis, várices, varicela, venas varicosas, verrugas, virus de Epstein.

La **varicela, sarampión** y la **rubéola**, se curan más rápidamente y se siente menos comezón aplicando el jugo o la pulpa de la sábila en la zona afectada. Y para ayudar a bajar la fiebre que se produce con las mismas enfermedades se puede frotar la nuca, la frente y la planta de los pies, con un trozo de pulpa de sábila.

Las **venas varicosas** suelen ser muy dolorosas. La aplicación externa de jugo de sábila en la zona afectada, da excelentes resultados.

Para todo tipo de **verrugas** se puede aplicar un trozo de hoja de sábila y sujetarla con una venda durante dos o tres semanas hasta que desaparezca la misma.

Zoster (herpes)

Cuando se manifieste el **herpes labial**, se debe aplicar sábila sin sabia, ya que puede ser cáustica y empeorar el área, aunque como ya se mencionó anteriormente para eliminar este factor, sólo se necesita cortarla por la mitad, lavarla con agua y frotarla con los dedos o bien mantenerla inclinada dos días para que se drene la sabia. Una vez terminada esta operación se aplica el gel como crema. También puede ingerirse un poco de jugo de sábila para reforzar el sistema inmunológico.

NOTA: Todos los anteriores remedios no son una cura mágica, deben complementarse con la supervisión y un tratamiento médico según sea la enfermedad a tratar.

Como prevención

Aunque se tenga un excelente estado de salud, es conveniente ingerir un trozo de 2 centímetros de sábila en ayuno frecuentemente, ya que esta planta actúa como preventivo de enfermedades, a la vez que fortalece el sistema inmunológico y da al cuerpo una acción enérgica, sobre todo por su contenido en germanio, hierro y titanio. Además, es muy importante recordar que es un excelente tónico que posee propiedades afrodisíacas, y que es muy eficaz sobre todo en el tratamiento de los trastornos digestivos.

Utilización en homeopatía

Las diluciones a partir de la D4 se emplean en los estados de debilidad de los órganos digestivos, lo cual mejora las afecciones intestinales que implican al hígado. La tintura se usa externamente para las

quemaduras (también las causadas por los rayos X)
y heridas mal cicatrizadas sobre todo en forma de
apósitos (diluida con agua en la proporción 1:10).

Uso en los animales

Se dice que la sábila se le da a las gallinas con tal de
curar epidemias como la pigota y otras enfermedades infecciosas. En la deformidad llamada nariz de
Collie que es cuando el perro nace sin la piel negra
en la punta de la nariz, tan sólo la aplicación de la
sábila puede ayudarles a los canes.

La sábila también se utiliza en la dieta de los
animales domésticos, ya que algunas veces pueden
padecer los mismos dolores internos que un humano, como la artritis. Así entonces para ayudar a
evitar algunas enfermedades se puede añadir la
sábila en la dieta de los animales, lo que dará muy
buen resultado a la larga. Se deben tener los mismos cuidados para usarla internamente, por lo que
hay que mantenerla inclinada dos días para drenar
la sabia o bien lavarla y frotarla con los dedos, para
sacarla. Para curar heridas externas se aplica la
sábila en la zona afectada con los mismos cuidados
que en los humanos.

Belleza

La piel saludable es suave, flexible, algo húmeda y
rosada, pero ese aspecto se altera fácilmente por los

mismos factores de la vida diaria, que suelen recuperarse con una buena limpieza e hidratación. La sábila tiene dos componentes: linginas (una celulosa) y polisacáridos (hidratos de carbono) que penetran profundamente en las tres capas de la piel; la epidermis, la dermis y la hipodermis por lo que éstas expulsan las bacterias y los depósitos de grasa que tapan los poros.

La acción de los nutrientes naturales de la sábila, las vitaminas, los minerales y sus 17 aminoácidos, estimulan la reproducción de células nuevas. Además por la acción de las enzimas de la sábila se eliminan las células muertas de la piel y se previenen las infecciones y el acné. Por ejemplo: cuando las glándulas sudoríferas no funcionan bien o en casos que la epidermis no puede eliminar las células muertas y la grasa, la sábila actúa regenerando y cerrando los poros abiertos. Al mismo tiempo, que la sábila restaura el nivel sano de la piel, que es ligeramente ácido (factor ph) y está en promedio entre 4.5 y 5.5 en una escala del 0 al 14. Ese nivel es el que impide que las bacterias y los hongos penetren, pero es tan vulnerable, que el simple lavado de cara con agua y jabón o pasarse la mano por la cara puede alterar el ph.

Aunque también la humedad es esencial para mantener la piel joven, la sábila permite que los poros retengan su humedad natural al evitar que se pierda por evaporación. Las personas con pieles muy secas o deshidratadas deben usar la sábila con mucho cuidado, y como ésta absorbe los aceites de la piel, debe estar mezclada con un buen agente, como el tocoferol. También la sábila es efectiva contra el acné porque mantiene la superficie de la piel muy seca, a la vez que la hidrata, pero igual la normaliza absorbiendo el exceso de grasa. Al penetrar sus sustancias nutritivas estimula la procreación de tejidos nuevos y sanos. Estas mismas propiedades humectantes de la sábila y sus agentes analgésicos la hacen ser un excelente tratamiento para las quemaduras del sol, del exceso de aire y los labios resecos o agrietados.

Así entonces por su poder regenerativo, cicatrizante, tonificador y desintoxicante, se puede combinar con elementos naturales para preparar una infinidad de cremas humectantes, cremas de noche, cremas tonificadoras o reductoras de grasa, mascarillas, champús, acondicionadores, gel, jabón, etcétera.

Un **acondicionador** para el cabello es el gel de la sábila, éste se aplica sobre el cuero cabelludo, se da un masaje lentamente y se lleva la pulpa hacia el cabello, especialmente hasta las puntas, o bien se peina el cabello para esparcir homogéneamente a lo largo del cabello, se deja de dos a tres horas y después se lava con agua tibia para aclarar el pelo.

Para el **acné** se deberá aplicar la sábila en la mañana y en la noche, durante el tiempo que sea necesario, preferiblemente algunos cuantos meses, y se deberá ser constantes en el tratamiento. De esta manera, no tan sólo ayudará a reducir las cicatrices, sino que dará salud y color a la nueva piel. Si se quiere que el tratamiento sea más efectivo, se ha de comer un trozo de sábila en ayuno por la mañana.

Otra manera de controlar los problemas del **acné** y la **grasa del cutis** es aplicar lavados con agua de sábila; estos se preparan con 20 cm de sábila y dos litros de agua, se hierve y se lava la cara con este líquido lo más caliente que se soporte todas las noches antes de dormir.

Si **desea adelgazar** algunas zonas en donde tiene acumulada grasa corporal puede aplicar la siguiente crema:

Crema reductora de grasa corporal

- 10 cm de pulpa de sábila
- 10 ml de aceite de canela
- 10 ml de glicol propileno
- 20 ml de extracto de hiedra
- 20 ml de extracto de algas marinas
- 10 ml de extracto de equiseto
- 10 ml de colágeno soluble
- 10 ml de elastina hidrolizada

Aplicar en las zonas que se quiera adelgazar y envolver con plástico adherible. Las cantidades de la crema pueden variar dependiendo de la zona a adelgazar.

Después del afeitado da buenos resultados la aplicación de la sábila, ya que proporciona una sensación de gran alivio, y se evitan las erupciones, rojeces, granitos, se cierran rápidamente los poros dilatados por la depilación y además de que se regeneraran muchas de las células rotas por el paso de la navaja de afeitar.

Una de las mejores cremas para las arrugas es la siguiente:

Crema antiarrugas

- 50 ml de jugo de sábila
- 100 gr de crema humectante neutra

Mezclar perfectamente los ingredientes. Esta crema sólo se puede utilizar durante una semana, ya que se oxida rápidamente y es necesario volver a prepararla. Esta crema añadida al agua del baño flexibiliza y suaviza la piel del cuerpo, actúa contra las arrugas y el acné, además de que reduce las viejas cicatrices si se usa con regularidad.

Otro remedio efectivo para ayudar a que la piel no tenga arrugas y se mantenga humectada es utilizar una loción protectora para el sol con sábila y tomar un vaso mediano de jugo de sábila disuelto en agua.

Para un cabello hermoso nada como la sábila por su contenido en aloína, ya que ésta lo revitaliza tornándolo más flexible, reluciente, dócil y resistente. Así entonces el jugo de la sábila se puede utilizar como champú, fijador y acondicionador, con notables resultados tanto para el cabello como para el cuero cabelludo.

Lavándose el cabello con 20 ml de tintura de sábila se evita la alopecia, la caspa, la seborrea y los piojos. Aunque la enfermedad del cuero cabelludo, la grasa y la caspa, es preferible tratarlas directamente con jugo de sábila; para su tratamiento se cortará un trozo de sábila, se le quitan los bordes espinosos y se corta por la mitad; ésta se pasa, perfectamente, por toda la cabeza. Se puede dejar 30 minutos o hasta que seque, o bien mantener durante toda la noche, después se enjuaga el cabello con agua; este remedio dará brillo, fuerza y protección a los cabellos.

Otra receta igualmente efectiva para mantener un cabello sano y hermoso es la siguiente.

Champú de sábila

- 2 hojas de sábila de aproximadamente 20 cm
- 50 gr de jabón neutro rallado
- Jugo de 1 limón

- 1 taza de agua

Se mezcla media taza de agua y el jabón neutro
rallado; se calienta a fuego medio hasta que se
disuelvan los ingredientes y se retira la mezcla del
fuego. Después se rebanan a la mitad las hojas, y
con una cuchara se raspa la sabia de la sábila.
Enseguida, en la licuadora se muele la sabia y se
añade el jugo del limón y el agua restante. Para que
el champú quede menos espeso, se puede agregar
más agua cuando se muela la sábila con el jugo del
limón. Se mezcla perfectamente hasta integrar
todo; es recomendable hacerlo manualmente, evite
la licuadora para no incorporar demasiado aire a la
mezcla. Se vacía en un recipiente de plástico, se
tapa y se deja enfriar. Mantener bien tapado en un
lugar fresco, seco y oscuro, con esto puede durar
hasta 6 meses. Puede utilizarse cada tercer día este
champú.

Si prefiere evitarse toda la anterior preparación
puede extraer el jugo de una hoja mediana de sábila
y agregarlo al champú que prefiera.

Para evitar todo el daño que se causa al cabello y
a la piel por el agua de mar se puede aplicar una
mezcla de vaselina sólida, glicerina líquida y gel de
sábila, todo se mezcla perfectamente y se cubre
desde la cabeza hasta los pies. Pero recuerde no
tomar el sol entre las 11:00 y las 17:00 horas, ya que
no es bronceador ni protector solar esta crema. Una

vez que termina de asolearse o nadar en el mar es necesario lavarse perfectamente todo el cuerpo.

Otra variante del champú de sábila para el cabello rebelde y para retener la caída del pelo, la comezón y la caspa.

Champú de sábila

- 10 cm de pulpa de Sábila
- 20 ml de aceite de Jojoba
- 1 litro de champú neutro

Se mezcla perfectamente y se aplica con un ligero masaje con las yemas de los dedos, se usa dos o tres veces por semana.

También como tratamiento alternativo para el cabello rebelde la siguiente receta.

Fijador de sábila

- 10 cm de pulpa de sábila
- 30 ml de glicerina o propilen glicol
- 1 cucharada de proteína vegetal
- ½ vaso de agua

Se mezcla todo perfectamente con el agua para untar o rociar a la hora de peinar, es un tratamiento excelente.

Para los callos la siguiente receta es muy efectiva.

Crema para callos

- 1 trozo pequeño de sábila

- 6 gr de ajos
- 6 gr de cebo

Se pela perfectamente el trozo de sábila, se macha-can los ajos y se mezcla con el cebo hasta formar una pomada. Debe aplicarse un poquito sobre el callo todos los días antes de acostarse y cubrirlo con una gasa. Este remedio se aplica hasta la desapari-ción del mismo.

Otra receta para los callos y la piel dura de los talones o las manos igualmente eficaz.

Crema suavizante

- 5 cm de pulpa de sábila
- 2 aspirinas

Se muelen perfectamente las aspirinas y se mezclan con la pulpa. Esta crema se aplica en las callosida-des y se cubre con un curita o gasa y de deja durante toda la noche, esta mezcla se aplica algunos días hasta que se suavicen y pueda acudir con un espe-cialista para que le retire la callosidad. Otra varian-te puede ser la mezcla de pulpa de sábila con aceite de almendras dulces para la piel dura.

Para eliminar las células muertas se puede apli-car una mezcla de jugo de sábila con aceite de jojoba una vez por semana.

Otra receta variante para eliminar las células muertas.

Crema limpiadora

- 10 cm de pulpa de sábila
- 20 ml de aceite mineral
- 20 ml de aceite de durazno
- 10 ml de aceite de jojoba

Mezclar perfectamente los aceites, aparte se machaca la pulpa y se agrega poco a poco. Puede aplicarse una vez a la semana y retirarla con una toalla húmeda preferentemente con agua caliente y terminar con un rocío de agua fría para cerrar los poros.

Un tratamiento para aliviar los síntomas de la celulitis muy efectivo, es ingerir jugo de sábila y darse masajes ya sea con un trozo de sábila o bien con un estropajo natural empapado de sábila, esto debe hacerse en círculos y hacia arriba presionando en la zona afectada.

Otra variante para eliminar la celulitis.

Jabón reductor de sábila

- ½ hoja de sábila (pulpa)
- 10 ml de extracto de hiedra
- 10 ml de extracto de alga negra
- 10 ml de extracto de equiseto
- 10 ml de extracto de clametis
- 30 gr de glicerina

Se mezclan los ingredientes en un recipiente de vidrio y se mantienen en el fuego hasta lograr los 40°C, se le puede agregar aromatizante y colorante. Este jabón se aplica con un estropajo de cerdas naturales y se dan leves masajes ascendentes en las zonas afectadas y flácidas.

Como ya se mencionó en páginas anteriores, la sábila puede ayudar a absorber y reducir el olor corporal, transformándolo en un desodorante natural. Ingiera un trozo pequeño por las mañanas o aplique sobre la piel.

Otro efectivo desodorante natural que también puede funcionar para alejar a los mosquitos y zancudos.

Desodorante de sábila

- 50 ml de extracto activador de sábila
- 30 ml de propilen glicol
- 20 ml de agua
- Unas gotas de fragancia

Se mezcla todo perfectamente, puede conservarse en un lugar fresco. Aplíquelo untando por las mañanas y por las tardes en el caso de querer ahuyentar a los mosquitos.

Para evitar las estrías en el abdomen y en los senos, aplique un poco de sábila con miel todas las noches, y sobre todo lleve una vida sana con una buena alimentación y ejercicio. Otro remedio efectivo para evitar las estrías durante el embarazo es aplicar diariamente una mezcla de vaselina, glicerina y gel de sábila después del baño y antes de dormirse. También puede preparar la siguiente receta.

Crema antiestrías

- ¼ de taza de pulpa de sábila
- ½ taza de aceite de oliva
- 10 cápsulas de vitamina E y A

Batir todo perfectamente y aplique diariamente en el estómago después del baño.

Otra receta para combatir las estrías.

Crema reafirmante

- 10 cm de gel de sábila
- 20 ml de aceite de canela
- 20 ml de aceite de jengibre

Se mezcla durante 15 minutos. Se limpia la piel con una mezcla de alcohol y extracto activador de sábila en partes iguales y se aplica la crema sobre los senos, los glúteos y los muslos hasta aminorarla perfectamente.

Para limpiar los poros, acondicionar y eliminar la grasa de la piel se puede aplicar la siguiente receta.

Mascarilla limpiadora de sábila

- 15 ml de extracto de jugo de sábila
- Clara de un huevo
- 50 gr de barro
- 1 cucharada de polvo de consuelda
- 1 cucharada de polvo de manzanilla

Se mezcla todo perfectamente y se aplica esta mascarilla durante 20 minutos, se puede repetir dos a tres veces por semana. Se retira con agua fría.

Una excelente crema para peeling es la siguiente:

Crema para peeling de sábila

- 10 ml de tintura de sábila
- 5 ml de extracto de caña de azúcar
- 5 ml de extracto de manzana
- 5 ml de extracto de limón o naranja
- 5 ml de extracto de té verde
- 5 ml de retinol
- 5 ml de colágeno soluble
- 10 cápsulas de vitamina C
- 10 cápsulas de vitamina E

Se mezcla todo perfectamente durante 15 minutos, se envasa y se mantiene en refrigeración, aplique sobre el cutis durante 10 minutos y retire con agua tibia.

Las pestañas pueden crecer más si los días de luna creciente se cortan las puntas de las mismas y se pasa inmediatamente un trozo de gel de sábila alrededor del ojo cerrado. A la mañana siguiente se limpia con agua tibia y se aplican unas gotitas de aceite de almendras tibio en las pestañas.

La piel áspera sobre todo en los hombres puede mejorarse aplicando el siguiente tratamiento.

Crema para piel áspera y seca

- 10 cm de sábila
- 20 ml de vaselina
- 20 ml de glicerina
- 1 pepino

Se mezcla perfectamente en la licuadora la vaselina y la glicerina con el pepino previamente machacado con todo y semillas, después se agrega la sábila y se continua licuando. Con la crema se unta la piel desde la cara hasta los pies perfectamente y se deja 20 minutos. Para retirar la crema es necesario tomar un baño con agua caliente. Después del baño se aplica de nuevo la crema, este tratamiento se repite todos los días, hasta que la piel recupere su tersura y elasticidad.

Si quiere mantener la piel humectada y fresca puede tomar baños de sábila. Este remedio se prepara con un vaso de jugo de sábila que se vierte en el agua de la tina de baño, se puede permanecer durante 10 minutos o bien agregarlo en una cubeta con agua para enjuagarse al final del baño.

Para nutrir, tonificar y rehidratar la piel se puede preparar la siguiente receta.

Tónico rehidratante

- 10 ml de pulpa de sábila
- 5 ml de extracto de limón
- 5 ml de extracto de pepino
- 5 ml de extracto de manzanilla
- 50 ml de agua destilada

Se mezcla todo perfectamente y se aplica con un algodón empapado de la misma con movimientos de abajo hacia arriba y hacia fuera, procurando alejarse de los ojos. Se puede dar un ligero masaje en la cara dando golpecitos con las yemas de los dedos a fin de fortalecer la circulación de la sangre.

Puede complementar el tratamiento anterior utilizando la siguiente crema por las noches.

Crema nocturna para la cara

- 10 cm de pulpa de sábila o extracto
- 25 ml de aceite de hueso de chabacano
- 10 cápsulas de vitamina E
- 10 cápsulas de vitamina A
- 3 cucharadas de propóleo de abeja
- 10 ml de extracto de manzanilla

- 10 ml de extracto de consuelda
- 15 gr cera de abeja

Se mezcla todo perfectamente y se aplica por las noches al otro día se retira de la cara con agua tibia y procede a aplicarse el anterior tónico.

También para dar a la piel de la cara lozanía y humectación se puede utilizar un jabón de sábila.

Jabón de sábila

- 1 jabón neutro rallado
- 15 cm de pulpa de sábila
- 2 cucharadas de miel
- 3 cucharadas de agua destilada

Se derrite a baño María el jabón junto con el agua, se mueve con una pala de madera. Cuando están fundidos se agrega la miel y la pulpa de sábila, se retira y da forma con las manos talqueadas o con algún molde y se deja hasta que se endurezca.

Para la piel reseca y dejarla suave, fresca y atercipelada se puede utilizar la siguiente receta.

Crema humectante

- 10 cm de pulpa de sábila
- 20 ml aceite de jojoba
- 10 cápsulas de vitamina E

Mezclar todo perfectamente durante 15 minutos. Aplicar en las zonas resecas.

Para reafirmar y humectar la piel sensible o da-
ñada, puede utilizar la anterior fórmula y aplicarla
por la mañana como base para el maquillaje para
proteger contra la resequedad y la contaminación.

Para la piel sensible nada mejor que una crema
de sábila para nutrir y lubricar su aspecto.

Crema de sábila

- 1 vaso de jugo de sábila
- 1 vaso de crema de leche espesa
- 7 cucharadas de aceite de almendras dulces
- 7 cucharadas de glicerina

Se mezclan y baten perfectamente todos los ingredientes hasta obtener una pasta homogénea, se
envasa y se mantiene en el refrigerador. Esta crema
puede aplicarse todos los días después de la limpieza en el cutis.

El jugo de la sábila se puede utilizar como protector solar contra las quemaduras solares, e incluso contra este tipo de quemaduras una vez
producidas, ya que es un excelente filtro solar de
rayos ultravioletas y elimina las manchas causadas
por el sol, si se usa por un período largo de tiempo.
Recuerde aplicarlo directamente o con un atomiza-
dor 20 minutos antes de tomar el sol. Otra receta
puede prepararse con aceite de coco, un poco de
bloqueador (PABA) y pulpa o jugo de sábila, darán
un excelente protector solar.

Las cremas o pomadas preparadas con sábila son eficaces contra la resequedad y el resquebrajamiento de los labios. Se puede aplicar la crema por debajo del maquillaje. Otro buen remedio para la resequedad es mezclar sábila y jojoba, esta receta también es excelente para las aftas.

Y para restablecer las células y los tejidos muertos del cutis así como para retirar el maquillaje

Loción crema de sábila

- 10 ml de jugo de sábila
- 10 ml de colágeno
- 10 cápsulas de vitamina A
- 10 cápsulas de vitamina C

Se mezcla todo perfectamente y se aplica con movimientos ondulantes hacia arriba.

Para tonificar cualquier tipo de cutis se puede aplicar sábila asada, procurando pasarla por toda la cara, se deja 20 minutos y se enjuaga con agua fría para cerrar los poros.

Nutrición

Según algunos documentos el uso alimenticio de la sábila no ha sido aprobado por la Administración de Alimentos y Medicinas de los Estados Unidos (FDA), sin embargo millones de personas en todo el mundo ya consumen esta maravillosa planta para ayudar a que su cuerpo tenga un excelente funcionamiento tanto nutricional como biológico.

Para su uso nutrimental se puede utilizar en trozos, picada o en polvo, cuando es fresca la sábila se puede preparar dejándola inclinada durante dos días para que se drene la sabia, después se procede a retirar la piel y las capas pegadas a ella, que le dan un gusto amargo. Como ingrediente aporta un sabor muy refrescante en las ensaladas, puede acompañarse con unos tomates rellenos, con omelet o con unas papas rellenas. Tan sólo en el estado de Oaxaca se come la flor de la sábila en botón, ya que las maduras raspan la lengua al ser consumidas.

NOTA: No exceder de 4 cm de sábila diarios por persona.

Flores de sábila a la oaxaqueña

- 10 flores de sábila
- Sal al gusto

Las flores se cortan y se colocan en un comal de barro y se tapan con un plato, se deja hasta que suelten el jugo o chillen, se agrega un poco de sal y se mueve perfectamente, se deja cocer nuevamente, se retiran al poco rato procurando que no se quemen. Se pueden acompañar con una salsa de chile verde o guajillo.

Obesidad

Un suplemento alimenticio para ser utilizado como comida rápida.

Obesidad

Un suplemento alimenticio para ser utilizado como comida rápida.

Licuado nutricional con sábila

- 3 cm de pulpa o gel de sábila
- 2 cucharadas de cacahuates
- 1 cucharada de miel de abeja
- 1 vaso de leche descremada

Se mezcla perfectamente todo en la licuadora. Se toma sustituyendo una comida, con la condición de que esté llevando una alimentación sana y se mantenga la supervisión del médico y el nutriólogo.

NOTA: Las personas diabéticas deben abstenerse a ingerir este licuado.

Como tratamiento alternativo a una alimentación sana y para reducir la obesidad puede ingerir el siguiente jugo.

Jugo para la obesidad

- 1 vaso de jugo de naranja y toronja
- 5 cm de pulpa de sábila
- Unas gotas de limón

Se mezcla todo perfectamente en la licuadora y se toma durante un mes, dos veces al día es decir a las 11:00 y a las 5:00 pm. Es importante recalcar que lo más importante es que debe conjuntarse con un

para mantener en buen estado en el sistema digestivo.

Puede completar el tratamiento anterior aplicando la siguiente crema.

Crema reductora

- Gel de sábila
- Aceite de canela
- Aceite de jengibre
- Extracto de algas
- Extracto de clamatis
- Extracto de Equisetoe
- Extracto de hiedra
- Glicerina
- Unas gotas de glicol propileno
- Unas gotas de colágeno soluble
- Una gotas de elastina hidrolizada
- Alcohol
- Extracto activador de sábila.

Las cantidades de los primeros ingredientes es en
proporciones iguales, debido a que no todas las
partes del cuerpo y el peso de las personas es igual;
se mezcla perfectamente todos los ingredientes y se
aplica la crema después de que se ha limpiado la
zona con una mezcla de alcohol y extracto activador de sábila (partes iguales), una vez realizado lo

anterior se procede a aplicar la crema y envolver la piel con plástico adherible, se mantiene por una hora. Se retira el plástico y de preferencia no se bañe; este tratamiento lo puede realizar 3 veces por semana según sea la cantidad de grasa corporal que desee disminuir. Procure evitar la aplicación en el pecho, detrás de las rodillas o codos. Las personas embarazadas, o con flebitis o recién operadas o durante el período de menstruación no pueden aplicársela. Después de este tratamiento es conveniente aplicar la crema reafirmante de sábila que ya se explicó anteriormente.

Ensaladas

Para los niños puede preparar deliciosas ensaladas con fruta o verduras ralladas como pepino, jícama, zanahoria, mango, betabel o naranja con sábila picada en pequeños cuadritos y agregar un poco de chile piquín.

Para los adultos puede agregar a la ensalada de su preferencia trozos pequeños de sábila en forma de triángulos o bien extraer la pulpa con un sacabocados o acocador a fin de decorar la ensalada.

Ensalada tricolor

- 5 cm de pulpa de sábila
- 1 taza de apio
- 1 zanahoria

- 2 cebollas pequeñas
- ½ pepino
- 3 jitomates
- El jugo de 1 limón

Se ralla la zanahoria; picar finamente el apio, el pepino, el jitomate y la cebolla se corta en rodajas delgadas. Se mezclan perfectamente y al último se agrega la sábila en trozos pequeños y se adereza con limón y sal al gusto.

Bebidas de sábila

Para complementar algún tratamiento médico que esté llevando así como para aliviar algunos síntomas y malestares de 30 enfermedades utilice el siguiente jugo ya que posee cualidades regenerativas, desinflamantes, coagulantes, cicatrizantes, antisepticas, fungicidas, bactericidas, antivirales, etc. un sinfín de cualidades gracias a todo el contenido de aminoácidos, minerales, vitaminas y demás elementos que constituyen a la sábila.

Jugo base de sábila

- 3 cm de pulpa de sábila
- Néctar de un arándano
- 1 cucharada de propóleo

Se mezclan perfectamente los ingredientes. El jugo base anterior se mezcla con un vaso del jugo que se recomienda a continuación.

Acidez en el estómago: jugo de pepino.

Acidez en la sangre: jugo de manzana.

Acido úrico: jugo de chayote, se toma todos los días.

Afecciones intestinales: jugo de papaya.

Anemia: jugo de zanahoria con apio y berros, dos veces al día.

Artritis: jugo de toronja.

Ciática: jugo de mandarina con zapote negro.

Colitis ulcerosa: jugo de col con zanahoria, se toma durante tres semanas.

Digestión: jugo de rábano cocido y miel.

Disentería: pulpa de tamarindo en medio litro de agua, tomar como agua de uso.

Escorbuto: jugo de perejil con zanahorias y apio.

Fortificar el sistema nervioso: jugo de apio, dos cucharadas de jugo de espinacas, media cucharadita de menta molida y diez gotas de jugo de limón, se toma dos veces al día.

Gastritis: jugo de zanahoria con col en partes iguales, dos veces al día.

Gota: jugo de papa con zanahoria, apio.

Insomnio, depresión: jugo de mango.

Intoxicación de hígado: jugo de sábila con néctar de arándanos y manzana.

Nervios: jugo de col y medio limón.

Obesidad: jugo de sábila con toronja, naranja y limón.

Obesidad: medio vaso de jugo de toronja con medio nopal en ayunas.

Osteoporosis: jugo de lechuga

Parásitos: sólo 2 cucharadas de jugo de col.

Piedras en los riñones: agua de coco.

Próstata: jugo de durazno.

Purificar la sangre: jugo de betabel.

Temperatura alta: jugo de lima diluido con agua.

Trastornos biliares: jugo de piña.

Trastornos renales: jugo de tuna.

Úlceras estomacales: jugo de sábila con zanahoria o manzana.

Vías respiratorias: jugo de frambuesas con miel y unas gotas de jugo de limón.

Vías urinarias: agua de alfalfa, unas gotas de jugo de limón y miel.

NOTA: Los anteriores jugos deben ingerirse por un mes o según la especificación que contenga la enfermedad.

También la sábila puede utilizarse en bebidas naturales con jugo de frutas o bien preparar licores y vinos digestivos y se puede añadir a los combinados como el Bloody Mary y el Destornillador sin alcohol sobre todo para refrescarse. Para mayor referencia sobre cualquiera de las frutas y vegetales y sus posibles combinaciones puede consultar el libro de Sáquele Jugo a sus Frutas del Dr. Abel Cruz o bien Salud con Jugos.

Esoterismo

Del conocimiento de los antepasados por los rituales espirituales que realizaban o que se realizan aún hoy en día, se logra el reconocimiento de la sábila como una planta con "gran poder" de absorber las energías, es decir que purifica el alma, otorgándole un poder místico y mágico. En este sentido, su uso está muy extendido en América del Sur, México y América Central, aunque recordarán que ya se mencionó con anterioridad el caso particular de la NASA.

Así entonces, en muchos de nuestros pueblos es la protectora y portadora de buena suerte, ya que ésta protege las casas y los negocios. Para obtener tal beneficio mágico, se recomienda tener una, en un sitio social de la casa, es decir en la entrada o colocándola preferentemente en las zonas de paso, aunque ésta deberá estar siempre en el lado derecho en el sentido de como entran a su casa, para detectar y absorber la energía extraña o negativa de las visitas o personas que pasen por ahí. También se puede colgar por la raíz, detrás de la puerta de entrada a la casa, para protegerla.

Es una costumbre poner un lazo de color rojo en la sábila, cuando se invoca al amor, y un lazo de color verde, cuando se invoca a la suerte. Y se puede acompañar de alguna imagen de San Judas Tadeo o San Martín Caballero, unos ajos machos y una herradura todo para dar buena suerte y protección.

O bien puede preparar la siguiente receta que es más eficaz contra la mala suerte.

Sábila poderosa

- 1 sábila pequeña
- 7 chiles guajillo
- 1 herradura
- 3 metros de listón rojo ancho
- 250 ml de loción siete machos
- 1 manojo de albahaca
- 1 veladora de sábila
- Oración del maravilloso ajo macho

Se untan la herradura, la sábila y la albahaca con la loción, se colocan alrededor de la veladora, se agregan los ajos y los chiles. Se reza la oración. Al consumirse la veladora, se envuelven con el listón los ajos y los chiles, se unen a la herradura y la sábila. Se coloca a la entrada de la puerta para alejar las malas vibraciones.

Muchas veces las mujeres están cansadas de buscar aquel hombre que las haga felices así que ellas pueden darse una ayudadita como la siguiente receta que es efectiva para atraer a su vida al hombre que las merece.

Ven a mí

- ½ penca de sábila
- 20 hojas de albahaca
- 1 higo
- 3 pasas
- 1 manzana
- 1 mechón pequeño de cabellos
- 1 oración a la albahaca

Esta receta se realiza una noche antes de la luna nueva, se entierran en una maceta todos los ingredientes y se reza la oración. Esta receta da resultados en menos de tres meses.

Uno de los santos más adorados es San Antonio por sus bondades para el amor y las cosas perdidas, así para todas aquellas que deseen el amor limpio pueden realizar lo siguiente.

La limpia de San Antonio para el amor

- 20 gr de polvo de sábila
- 1 cucharada de incienso de lágrima
- 3 cucharadas de romero en polvo

- 3 cucharadas de mirra
- Hojas de albahaca

En las brasas al rojo vivo se agrega poco a poco la mezcla de los ingredientes, salte sobre los carbones, sin tocarlos y repita la siguiente oración: "San Antonio, no me dejes vivir sola y desamparada de amores. Te pido, con toda la fe que te tengo, que me traigas rendido a (nombre de su amado) para que sea mi esposo para toda la vida". Esta receta se realiza en jueves ya que es el día dedicado a San Antonio, también puede realizarse en viernes porque es benéfico para el amor. Si no es conveniente para su vida se alejará por sí solo y después vendrá la persona que será su compañero para toda la vida.

Para cuando se quiere atraer el matrimonio y ve que su pareja no toma la iniciativa puede darse una pequeña ayudadita con la siguiente loción.

Loción para el matrimonio

- 6 gotas de loción de sábila
- 7 gotas loción de sándalo
- 7 gotas de extracto de verbena
- 7 gotas de extractos de ámbar
- 7 gotas de extracto de rosa
- 7 gotas de extracto de lima
- 7 gotas de heliotropo
- 7 gotas de almendra

- Pétalos de claveles rojos

Mezcle todo perfectamente, la loción se usa en lugar del perfume y se aplica en las muñecas, las orejas y detrás de las rodillas. Cuando se aplica debe decirse con seguridad: "Por las fuerzas mágicas de estas esencias, atraeré a (nombre de su amado) para que muy pronto nos casemos, ya que ninguna otra mujer lo hará tan feliz como lo puedo hacer yo que soy (nombre de usted).

Para cuando se siente abandonado y desea atraer el amor a su casa, la siguiente receta es ampliamente recomendable.

- 2 cm de pulpa de sábila o polvo
- Pétalos de claveles rojos
- Carbón
- 1 sobre de sándalo rojo
- Oración del coyote
- 1 cucharada de estoraque
- 1 cucharada de incienso de lágrima
- 1 cucharada de almizcle
- 1 cucharada de copal

Sobre las brasas del carbón arroje todos los ingredientes poco a poco y rece la oración, recorra las habitaciones con el bracero pidiendo paz y amor para su hogar.

Para lograr excitar sexualmente a un hombre o a una mujer puede realizar la siguiente receta, aunque como dice una canción no hay mejor afrodisiaco que el amor.

Loción de sábila

- Oración a la albahaca
- Pétalos de clavel rojo
- 3 velas de cebo rojas
- Vellos de pubis
- ¼ de pliego de papel china
- 1 taza de té de manzanilla

El día viernes se untan con loción de sábila las velas y se colocan en forma de triángulo, enciéndalas de derecha a izquierda, rece la oración, envuelva los vellos en el papel de china y queme encima de cada vela y mencione el nombre de la persona amada. Repita esta receta tres viernes, durante estas semanas beba en ayunas el té de manzanilla, puede untar algunas gotas de sábila sobre su abdomen antes de ver a su amado.

Otra receta igual de efectiva que la anterior para la atracción sexual es la siguiente.

Baño de atracción para la buena suerte

- 1 cucharada de jugo de sábila
- 1 manojo de albahaca

- 1 manojo de Santa María
- 1 manojo de hojas de naranjo
- 1 manojo de romero
- 1 manojo de ruda
- 1 manojo de verbena
- 7 litros de agua

El día viernes hierba todos los ingredientes en el agua por 15 minutos, retire del fuego, deje enfriar un poco y retire las hierbas. Bañe el cuerpo completo con el agua y repita la siguiente oración: "Que este baño sea de atracción y de buena suerte, que me traiga amor y felicidad, amor y dinero, amor y salud, aunque también quiero conquistar a (nombre del amado) o bien puede cambiar la últimas palabras si aún no tiene a nadie en especial, entonces mencionar quiero atraer a la persona que me haga feliz.

La anterior receta puede complementarse usando la siguiente receta para la atracción.

Loción irresistible para la atracción

- 20 ml de jugo de sábila
- ½ cáscara de naranja o limón grande
- ¼ de taza de alcohol
- 250 ml de agua de rosas
- 9 gotas de aceite de sándalo o loción

- ¼ de taza de hamamelis
- 1 cucharadita de glicerina
- 1 vela roja y una blanca
- Trozo pequeño de fruta o verdura que prefiera
- Colorante natural según el signo astral

El día lunes macere la cáscara de naranja o limón en el alcohol por cinco días, se guarda en un lugar fresco, obscuro y seco. Al día siguiente se cuela y mezcla con el hamamelis, se deja reposar cuatro horas. En un frasco coloque el sándalo y la glicerina, agite perfectamente para cubrir todas las paredes del frasco. Colóquelo en el altar de su casa y prenda una vela blanca y una roja. Agregue al frasco primero la mezcla del alcohol y hamamelis y después los demás ingredientes a la vez que realiza esta operación repita: "La llama que enciende el amor sea la luz que ilumine mi cuerpo elementos de atracción acudan a este compuesto". Guarde la loción por algunos días y agregue el colorante que le corresponda: Rojo para Aries, rojo intenso para Escorpión, verde para Acuario, etcétera. Utilice la loción diariamente o cuando asista a un evento y quiera causar una gran sensación.

Para mantener la fidelidad en la pareja la siguiente loción es muy útil cuando se sospecha que la pareja tiene otros intereses.

Miel de fidelidad

- 2 gotas de loción de sábila
- 7 gotas de perfume o esencia de pachuli
- Miel pura

Mezcle tres cucharadas de miel con el perfume y la loción, frote sobre las corvas y diga a la vez: "(nombre de su pareja), no verás a otra persona más que a mí, porque en mi cariño encuentras dulzura; con nadie estarás más a gusto que conmigo".

Si usted ya confirmó que su pareja tiene algún(a) amante puede preparar la siguiente receta para retirarlo(a).

- 20 ml de loción de sábila
- 250 ml de alcohol
- 250 ml de amoniaco
- Pétalos de clavel rojo
- 100 gr de veneno para ratas
- 1 cazuela nueva
- 1 copa coñaquera de cristal
- La foto de la persona elegida
- 1 metro de listón negro

Úntese la loción y coloque la foto bajo la base de la copa y escriba en el listón el nombre del amante. En la cazuela vierta el amoniaco, el alcohol, los pétalos de clavel, encienda con un cerillo el contenido de la cazuela, añada el veneno a la vez que repite: "esta mala persona, que es (nombre del amante) tiene que dejar a (nombre de su pareja) porque así lo mando yo". Arroje el listón a la cazuela y repita la frase trece veces, esta receta surte efecto hasta las trece semanas.

Para que la amada no se aleje cuando la relación amorosa con su pareja parece enfriarse, puede realizar la siguiente receta los días martes y viernes por las noches.

No te alejes

- 1 prenda de vestir de usted
- 1 prenda de vestir de él
- 1 raja de canela o 50 gr de canela en polvo
- 5 hojas de albahaca
- Incienso de vainilla
- 2 velas rojas
- 1 pétalo de rosa roja seca
- 1 ramo de limpia
- 1 penca de sábila

Pulverice el incienso, los pétalos de rosa y la albahaca. Amarre las prendas y encienda las velas, y un incienso, coloque las manos sobre las prendas y repita: "fuerzas de amor y armonía las llamo en mi auxilio, devuelvan la paz y la alegría a mi relación porque lo pido con devoción"; repita mientras continúa moliendo el incienso, los pétalos y la albahaca. Prenda algunos carbones y humee las prendas y agregue la canela poco a poco a las brasas, espolvoree el polvo que obtuvo en las prendas y un poco en las brasas. Cuando repita esta receta utilice las mismas prendas. Aparte a un ramo de limpia le pone una penca de sábila y se limpia desde la cabeza hasta limpiar las plantas de los pies y se aleja hacia atrás con las suelas de los zapatos. Repita una vez a la semana esto último durante dos meses.

Para realizarse una buena limpia y mejorar la suerte con la siguiente receta logrará retirar hasta las envidias escondidas.

Limpia para la suerte

- 1 penca de sábila
- 1 ramo de limpia
- 21 gotas de loción de siete machos
- 1 oración a la piedra imán
- Hojas de periódico
- Ramas de canela

Coloque sobre el periódico el ramo, ponga las gotas de loción, las ramas de canela y la penca de sábila, métalo bajo el colchón durante tres días y después tírelo a la basura. Para cuando la pareja es más tacaña porque ya no da ni dinero ni amor a la casa prepare la siguiente receta.

Amor y dinero de su pareja

- 50 gotas de loción de sábila
- ½ litro de ron
- 1 moneda del bolsillo de la persona tacaña
- 1 jarro nuevo de barro
- Cabellos de la persona tacaña
- 1 frasco pequeño

En el jarro hierva todos los ingredientes menos el frasco pequeño, cuando queden dos centímetros de líquido retire del fuego y vacíe en el frasco junto con la moneda. Procure ocultarlo muy bien.

Para la prosperidad y la protección del negocio la siguiente receta es efectiva.

Protección del negocio

- 1 sábila mediana
- 13 monedas de una sola denominación
- Alcohol
- 10 gotas de sándalo
- 1 vaso de agua bendita
- 12 veladoras doradas
- 1 manojo de ruda y albahaca
- 1 cuchara nueva
- Papel aluminio

Al cerrar el negocio se encienden las veladoras detrás de la puerta o cortina siempre alejadas de cualquier zona que sea flamable, acercar la sábila y dejarlas 15 minutos. Apáguelas con una flor y vacíe la cera derretida en el agua bendita, saque con la cuchara la cera y póngala sobre el papel aluminio y escriba el nombre del día. Queme la cera que sobró con el alcohol y aparecerán las iniciales de quien le hace daño a su negocio. La planta de sábila puede dejarse en la esquina de la puerta para que siga recogiendo todo lo malo que exista en el ambiente. Las monedas serenadas previamente las puede distribuir como un triángulo alrededor de la base de la sábila.

Para obtener éxito en el trabajo la siguiente preparación es muy efectiva.

Éxito en el trabajo

- 1 penca de sábila hembra
- 1 metro de listón verde
- Hojas de albahaca y ruda
- 1 vara de incienso de tulipán
- 1 cucharada de azúcar
- 3 claveles rojos

Coloque las flores junto con la albahaca y la ruda en un poco de agua, se dejan ahí hasta que se marchiten, la penca de la sábila se envuelve con listón verde y se deja cerca de las plantas. Durante siete días, diariamente queme incienso y repita: "retiro malas voluntades, envidias e infortunios que perjudican sólo a mi persona".

Para alejar las malas vibraciones nada como la siguiente receta:

- 10 gotas de loción de sábila
- Polvos de protección
- 1 cucharada de sal negra
- 7 cucharadas de azúcar
- 1 pizca de incienso de lágrima

Queme en las brasas de carbón todos los ingredientes y pronuncie "que mis enemigos se alejen de mi lado, nadie puede tocarme o desearme males, porque se les regresará todo aquello que me deseen". Se recorren las habitaciones de la casa con el anafre y en cada una repita la frase. Rece una oración para conseguir el amor y la salud.

Para curar el susto, puede realizar la siguiente receta por ser muy efectiva.

Loción de sábila

- 7 gotas de loción de siete machos
- 1 cucharada de aceite de comer
- 1 piedra de alumbre

Unte la piedra con las lociones y el aceite, desnúdese y pase por todo el cuerpo desde la cabeza hasta los pies y diga "que la piedra preparada tenga la virtud de recoger la mala energía que recibí cuando tuve el susto".

Para los problemas del amor y del trabajo puede ayudarse para que se resuelvan en su favor con lo siguiente.

- 1 sábila macho mediana con listones morados
- 7 carbones
- Alcohol industrial
- 1 puño de azúcar
- 1 veladora blanca
- 1 plato blanco nuevo sin dibujos

Prenda los carbones y colóquelos en el plato. Con el alcohol forme un círculo alrededor de usted con el plato como centro, encienda el círculo y arroje el azúcar sobre los carbones y brinque sobre el plato en forma de cruz, sacúdase y repita: "protectores míos, acudan en mi ayuda, que nunca me falte amor, salud, dinero y trabajo". Deje prendida la veladora junto a la sábila hasta que se consuma. Repita la frase hasta que se apague el círculo. Realice esta receta los martes y viernes.

Una receta muy efectiva para alejar los trabajos que le hayan realizado a usted es con la siguiente limpia.

Limpia con huevos

- 1 sábila hembra mediana
- Loción de sábila
- 7 huevos de gallina negra
- 1 barrita de manteca de cacao
- 1 paquete de algodón

Comience preferentemente en martes, pase el huevo untado con loción de sábila sobre todo el cuerpo dos veces al día, márquelo con una raya de manteca y envuélvalo con el algodón, así sucesivamente hasta acabar con los huevos. Al terminarlos meta los huevos en una bolsa de plástico y entierre cerca de un árbol en la cañada del río, plante la sábila a un metro del árbol.

Otra receta igualmente de eficaz para combatir la magia negra que le hayan practicado es la siguiente.

- 1 sábila hembra pequeña
- 1 vela blanca
- 1 cabeza de ajo

Antes de encender la vela tóquela con la mano derecha, mientras con la izquierda sostiene el ajo y la sábila, repita: "pureza, pureza, pureza, sanctus, sanctus, sanctus", cierre los ojos y concentre su mente en una luz blanca, brillante y viva que le envuelve o rodea, mantenga la concentración y abra los ojos lentamente repita: "protege a tu humilde siervo, libera este tormento; déjame caminar en la luz, libérame de este cautiverio, perdona al maldiciente y exime al perverso, ¡oh! Preciado señor, en ti confío porque proteges a los desamparados, tu justicia es perfecta, tu sabiduría es ley".

ORACIONES BÁSICAS

Oración del brazo poderoso
para el amor y la amistad

Brazo poderoso, aquí vengo con la fe de alma cristiana a buscar consuelo en situación difícil para mí. No me desampares y las puertas que quieras abrir en mi camino sea tu brazo poderoso el que las abra o las cierre para resolver la tranquilidad que tanto ansío. Aquí ante tu imagen, a tus plantas dejo la necesidad de mi súplica, la que hace un corazón afligido por el destino, que se siente vencido ya a toda lucha y no puedo combatir si tu brazo poderoso no la detiene, sucumbirá por falta de fuerza de la razón humana. Brazo poderoso, asísteme, ampárame y condúceme a la patria celestial. Amén. Se reza 15 días comenzando el viernes

Oración a la piedra Imán

Hermosa piedra imán, mineral y encantadora, que con la Samaritana anduviste, a quien hermosura, suerte y hombre diste, yo te pongo oro en mi tesoro; plata para mi casa, cobre para el pobre, coral para que se me quite la

envidia y el mal, trigo para (nombre de la persona) para que sea mi esposo (a).

Oración a la albahaca

Albahaca, eres más fuerte que todos los fuertes; tan fuerte como la sangre de Cristo que fue extraída de su corazón y por esto con tu fuerte olor, dominas el corazón de un león. Cuando te pida ayuda, albahaca con tus secretos y tu gran olor, debes venir en mi ayuda para vencer a (nombre de la persona deseada) y no haz de dejar de ejercer tu acción hasta que se encuentre a mi lado (nombre de la persona deseada) con la ayuda tuya. Albahaca, los días del misterio, miércoles y viernes, ante el altar de consagrar, con tu ayuda llame y venga... para que se reconcilie conmigo.

Oración del coyote

Coyotito hermoso: por la virtud que Dios te dio, con tu talismán poderoso, que cargas en la cabeza, préstamelo para que haga con él cuanto yo quiera; salirme de una prisión y en cualquier juego, siempre lo gane. Líbrame de cuantos enemigos yo tenga. Y se enamore de mí, cuanta mujer yo quiera. Yo te juro, por los espíritus endemoniados que con Samuel el muerto, la muerte blanca y la muerte negra y los espíritus que vengan de todo el mundo, que me concedas todos mis deseos; que todos tus favores te los pagaré con quererte y hacerte tus ayunos.

NOTA: Es importante recordar que retener a la fuerza al ser amado no dará más que tristeza, así también controlar la existencia o las emociones de otros no dará la satisfacción que es lograr que lo amen y lo quieran a uno por esa atracción mágica que surge a través de los sentidos. Una persona sonriente y que aproveche cada uno de sus encantos, será alguien que irradie energía positiva y la que obtenga al final todo lo que desea con las anteriores recetas.

Notas y contraindicaciones

- La sábila posee efectos prodigiosos y es muy útil para un sinfín de afecciones.

- La sábila es utilizada desde la remota antigüedad, pero como planta medicinal todavía no se ha dicho la última palabra.

- La gente puede utilizar la sábila según los anteriores remedios, pero nunca sin el cuidado del médico.

- La sábila posee una reacción similar a los esteroides, como la cortisona, pero sin los efectos negativos de ésta.

- La sábila penetra en la piel cuatro veces más rápido que el agua.

- Las mujeres embarazadas no deben usar la sábila bajo ningún concepto ya que es abortiva. Tampoco se debe administrar a los niños.

- La sábila tampoco se empleará cuando existan tendencias a hemorragias en la región genital.

- Antes de comenzar un tratamiento tanto interno como externo con sábila es necesario tomar las siguientes precauciones: La primera vez que se toma (ya sea en formas de zumo, pulpa, etc.) la ingesta ha de ser gradual ya que hay personas a las que les puede provocar vómitos, diarreas, inflamaciones cutáneas, hinchazones y mareos.

- La ingesta de sábila no es recomendable en pacientes con fiebre y problemas renales graves, como nefritis o cólicos.

- La sábila puede irritar los riñones y causarles algunos daños, aunque solamente cuando se administran dosis excesivas.

- La sábila empleada correctamente es mucho más tolerante de lo que harían suponer las sustancias que contiene.

- Tomando sábila por la noche, antes de acostarse, el efecto purgante se produce a la mañana siguiente.

- En cualquier tratamiento en que se recomienda el alcohol, la sábila se puede usar como sustituto del alcohol, por ser buen desinfectante y no producir escozor.

- La sábila se puede comparar con el poder del diamante en el mundo mineral.

- La sábila contiene 92 enzimas que ayudan al cuerpo a absorber los alimentos básicos y a la vez los purifica, lo que la convierte en una planta preciosa.

- Tan sólo la sábila o aloe contiene 18 de los 22 aminoácidos presentes en el cuerpo humano.

- Se ha de remarcar, que la constancia es fundamental para obtener los mejores resultados durante un tratamiento con la sábila.

- Es importante, la hidratación de la piel con aceite o crema después que la sábila haya penetrado en la piel.

- Quienes sean alérgicos a los sulfitos deberán abstenerse de tomar gel o jugo de sábila comercial, pues son muchas las marcas, aunque no todas, que utilizan esta substancia como conservador sin advertirlo en las etiquetas de algunos productos que contengan la sábila.

- Cuando utilicen productos con sábila es necesario verificar que contenga al menos 12.000 mg de polisacáridos por litro. Recordemos que la cantidad recomendada para las personas sanas es de 1.200 mg de polisacáridos al día. Y en el caso de los enfermos, estos deberán tomar al menos 3.000 mg diarios de polisacáridos de sábila o mucho más si la enfermedad es grave.

- La sábila no es una planta "curalotodo", sus efectos benéficos pueden variar de unas personas a otras y, por supuesto, dependerán de la calidad de la hoja utilizada.

- Todos los procedimientos que se indican en este libro, están basados en la práctica directa de la sábila. Y se incluye el conocimiento que se tiene de esta planta en la medicina tradicional de las diferentes etnias en México y de diferentes partes del mundo. La información sobre los estudios de la sábila y el aloe están basadas en publicaciones y libros de universidades e instituciones de México, Estados Unidos, Rusia y Japón.

Comentario final

Como siempre, es común pensar que cada acto de nuestra vida ha sido incompleto, así es frecuente que al concluir un libro sintamos que siempre faltó algo. En este libro sobre la sábila después de leerlo creo que debemos de pensar que en la naturaleza vamos a encontrar infinidad de alimentos o elementos nutricionales en los cuales no solamente debemos de buscar que sean sanos, sino igualmente encontrar sus principios activos que nos brinden efectos terapéuticos, porque esa es la finalidad que perseguimos al escribir este libro.

Espero que al terminarlo, un punto de conocimiento sea más fácil de conseguir, y que al necesitar el consultar este libro sobre alguna propiedad de esta planta le sea de utilidad para la que fue escrito y solamente así pensaré que tuvo el efecto y la meta por la que fue escrito. Este libro se viene a unir a toda la colección de libros que hemos escrito sobre el tema de naturismo y que han tenido una aceptación muy fuerte en el gusto de aquellos que se preocupan por su salud, de aquellos que desean no seguir contaminando su cuerpo con substancias químicas que en muchas ocasiones nos son recetadas sin ton ni son y que en lugar de ejercer un efecto deseado nos perjudican, eso es precisamente lo que queremos que se erradique, que si usted va a consumir un medicamento, este sea recetado cuando realmente usted lo necesite, que sea dado en dosis y tiempos adecuados, y sobre todo recetado por su médico, en el caso de la sábila, el control es menos estricto, así que úsela con toda la libertad del mundo y créame que va a encontrar un mundo distinto al que va a ingresar con tranquilidad porque está utilizando un producto que le va a proporcionar la salud que tanto busca, y que los efectos naturales de ésta serán de beneficio absoluto para su salud.

En el devenir de los años, encontraremos que muchas plantas serán investigadas para saber cómo conservar nuestra vida más sana y que nos permitan ser y llevar una vida más natural, pero siempre empleando muchos elementos que la naturaleza nos ha brindado, que los efectos no sean tan severos, que no nos dañen y que en el caso de que nuestro cuerpo resulte dañado la corrección del mismo sea mucho más fácil de realizar, y a través del tiempo y en mi práctica profesional he corroborado lo anterior, así que por favor, si usted tiene alguna duda que consultar con toda la confianza del mundo háblenos o escríbanos a la editorial y se les proporcionará toda la información que ustedes deseen, usen lo que Dios nos dio, para que la naturaleza cumpla con la función a la que está destinada, seamos capaces de dar el enfoque prác-

tico a las funciones de ésta bendita planta y los
resultados no se dejarán esperar.

Lo más hermoso de la vida es ver cómo el conocimiento en la utilización de plantas y vegetales con
fines terapéuticos y alimenticios poco a poco va
siendo comprendido por la humanidad, y que jamás deben de ir desunidas estas funciones, esto al
no ser comprendido por las personas dedicadas a
cuidar nuestra salud están cometiendo un grave
error que redundará en perjuicio del paciente, ya
que éste al no ser informado de manera adecuada
de los riesgos que lleva al consumir alimentos no
sanos corre el riesgo de enfermarse continuamente
y, lo peor, que requiera medicamentos que jamás
debieron de ser usados.

En la utilización de esta planta estamos conside-
rando muchos aspectos además de los terapéuticos,
también los efectos esotéricos que siempre serán
importantes en su utilización; en muchas culturas
las plantas medicinales han jugado un papel muy
interesante, desde elementos que aumentan la vitalidad de las personas, hasta que tengan efectos
mágicos y la sábila por supuesto que no es la excep-
ción, la encontramos como un adorno casual en
muchos negocios, casas, lugares de recreo y en
tantos lugares que cuando nos preguntan por ella
se nos hace fácil decir que es para la suerte. Así, la
utilización de la sábila es tan común que ya es parte
de la vida misma de la humanidad, y sus virtudes

son tan conocidas que se nos hace fácil hablar de ella como si realmente conociéramos sus efectos, se nos hace como un pariente famoso y conocido del cual podemos hablar libremente sin temor a equivocarnos sobre sus virtudes y defectos, en la sábila es mucho más fácil que en cualquier otra planta, hablar de ella significa ponderar cualquier efecto sin temor a equivocarnos.

Creo que en este libro se encuentra una guía de salud a cada necesidad, pero aun, lo más importante, es que con el transcurso del tiempo vamos a encontrar un sinfín de aplicaciones de la misma que nos va a ir maravillando, al leerlo despacio nuevamente se aprecia que muchos de los problemas de salud pueden desaparecer o contribuir como un complemento a las necesidades porque fácilmente encontramos los efectos que deseamos, descubramos en el mundo de la sábila los efectos mágicos de una planta natural que difícilmente nos desilusionará.

Finalmente les recuerdo que este libro viene a unirse a la Biblioteca Natural del Dr. Abel Cruz y ha sido el resultado del esfuerzo y dedicación que debemos de sentir por la educación alimenticia y médica de nuestros pacientes, quiero dejar patente como siempre, mi agradecimiento y reconocimiento a Claudia Granados Alquicira el trabajo y dedicación que ha tenido en la colaboración para la elaboración del presente libro sobre la sábila que viene a enriquecer aún más esta biblioteca. Ojalá, en el transcurso de los años tengamos que aumentar los conocimientos escritos en este libro por los continuos avances en los descubrimientos sobre las propiedades de la sábila, aunque les diré que en este libro no pongo los conocimientos y estudios más profundos, pues de lo que se trata es de hacer que todo sea más comprensible y didáctico para que tenga una aplicación práctica.

Creo que es el momento de mencionar que la sábila es y será la planta medicinal del futuro. *Bienvenidos al Mundo Naturista del Dr. Abel Cruz.*

Hijo Mío, no te olvides de mi ley,
y tu corazón guarde mis mandamientos;
porque largura de días y años de vida
y paz te aumentarán.
Nunca se aparten de ti la misericordia y la verdad;
átalas a tu cuello,
escríbelas en la tabla de tu corazón;
y hallarás gracia y buena opinión
ante los ojos de Dios y de los hombres.

PROVERBIOS 3 vers. 1,2,3,4

Con infinito amor a mis hermanos

Dr. Abel Cruz